Jon Kabat-Zinn

El poder sanador del mindfulness

Una nueva manera de ser

Traducción del inglés de
David González Raga y Fernando Mora

editorial Kairós

Título original: The Healing Power of Mindfulness

Publicado originalmente como las partes V y VI de *La práctica de la atención plena*

Numancia 117-121, 08029 Barcelona, España
www.editorialkairos.com

Fotocomposición: Moelmo, S.C.P. Girona, 53. 08009 Barcelona
Revisión: Alicia Conde
Diseño cubierta: Katrien Van Steen
Impresión y encuadernación: Romanyà-Valls. Verdaguer, 1. 08786 Capellades

Primera edición: Septiembre 2019
ISBN: 978-84-9988-701-2
Depósito legal: B 12.780-2019

Este libro ha sido impreso con papel certificado FSC, proviene de fuentes respetuosas con la sociedad y el medio ambiente y cuenta con los requisitos necesarios para ser considerado un «libro amigo de los bosques».

Para Myla,
Tayo, Stella, Asa y Toby,
Will y Teresa,
Naushon
y Serena

A la memoria de Sally y Elvin,
y también de Howie y Roz

Para todos aquellos que cuidan
de lo que es posible,
de lo que es,
de la sabiduría,
de la claridad,
de la bondad,
del amor

Sumario

Prólogo

El mindfulness es una manera sabia y potencialmente curativa de relacionarnos con lo que nos sucede en la vida. Y, por más improbable que pueda parecernos, eso es algo que incluye cualquier cosa y todo lo que podamos encontrar. Aun cuando nos enfrentemos a circunstancias vitales sumamente difíciles o a sus secuelas, el cultivo del mindfulness conlleva una profunda promesa asociada con él. Si estamos dispuestos, por lo menos, a sumergir un pie en las aguas de la práctica formal e informal de la meditación para ver lo que surge a partir de ahí, puede que nos sorprenda la amplitud de sus efectos.

Como suelen comprobar la mayoría de las personas que asisten al programa de MBSR (Reducción del Estrés Basado en el Mindfulness), así como aquellos que acceden al mindfulness por otros cauces, el auténtico programa de estudio no es sino la vida misma, es decir, afrontar y abrazar nuestra vida tal como es, incluyendo cualquier cosa con la que nos encontremos en un momento dado. Y quisiera subrayar las palabras *cualquier cosa*. El reto, como siempre ocurre en el mindfulness

–el cual es tanto una práctica como una manera de ser y estar–, consiste en lo siguiente: ¿cómo podemos relacionarnos sabiamente con el momento presente tal como es, independientemente de cómo sea, incluyendo todos los elementos molestos, no deseados y terribles que de vez en cuando aparecen y que debemos afrontar? ¿Es posible aprender las lecciones que nos enseña el hecho de abordar la vida –y todas nuestras experiencias– de una manera radicalmente nueva?

En mi vocabulario, la mejor definición de la palabra *sanación* es la de aceptar las cosas tal como son. Sanar no significa tanto arreglar o curar, como restaurar por completo nuestra condición original o hacer que simplemente desaparezca lo que nos resulta problemático.

El proceso y la práctica de aceptar las cosas tal como son supone que tenemos que investigar por nosotros mismos si realmente sabemos cómo son las cosas o tan solo nos creemos que lo sabemos y, por lo tanto, si pensamos de la misma manera en nuestra situación, es decir, si confundimos la realidad de las cosas con las historias que nos contamos acerca de ellas. Aceptar las cosas tal como son implica experimentar con la forma en que los demás y nosotros mismos podemos redefinir y, en consecuencia, transformar nuestra relación con lo que realmente es así, incluyendo nuestro obvio desconocimiento de cómo se desarrollarán las cosas ni siquiera en el próximo momento. Esta actitud interior abre posibilidades ilimitadas que antes no hubiéramos sospechado siquiera. ¿Por qué motivo? Porque nuestros patrones de pensamiento son altamente constrictivos y están condicionados por nuestros hábitos mentales, los cuales, de manera sorprendente, también dejamos sin analizar. En el presente libro trataremos de romper esos hábitos completamente una y otra vez, casi instante tras instante, para captar así las aperturas y oportunidades que surgen cuando lo hacemos; o, dicho en palabras de Derek Walcott, «cuando llegamos a nuestra propia puerta y nos saludamos a nosotros mismos».

En mis viajes, a menudo me encuentro con personas que me dicen de manera espontánea que el mindfulness les ha devuelto la vida, muchas veces compartiendo historias sobre circunstancias vitales, sucesos o diagnósticos increíblemente difíciles que no desearíamos a nadie. Esta es la forma en que normalmente lo expresan: «El mindfulness (o "la práctica") me ha devuelto la vida» o «me ha salvado la vida», una declaración que suele ir acompañada de una efusión de gratitud. Cuando este sentimiento me es comunicado, ya sea cara a cara o mediante una carta o correo electrónico, invariablemente me parece tan genuino y único que tengo la certeza de que no es ninguna exageración.

No deja de ser curioso que las personas que se implican en la práctica del mindfulness de manera sistemática a lo largo del tiempo sigan una trayectoria exclusiva, mientras que, al mismo tiempo, recurren al conjunto invariable de prácticas formales de meditación utilizado en el MBSR (es decir, escáner corporal, meditación sedente, yoga consciente y paseo meditativo, tal como se describen en el volumen *Despertar*, el segundo libro de esta serie) y tratan de llevar el mindfulness a sus encuentros cotidianos con la vida del modo, siempre personal, en que son capaces de hacerlo.

He aquí una muestra de dicho agradecimiento, recibida hace poco a través de un correo que me hizo llegar mi editor en el Reino Unido, cuya autora puso como asunto del mensaje «Unas palabras de gratitud»:

> Estimado profesor Kabat-Zinn:
>
> Después de leer todos sus libros (algunos de ellos más de una vez) y de sobrevivir a un diagnóstico terminal de cáncer de esófago, le escribo para hacerle saber el importante papel que ha desempeñado en mi recuperación. Ya han transcurrido cinco años desde el día del mes de julio en que me comunicaron (de manera bastante ruda por cierto): «Tal vez llegue a Navidad, pero hay personas que viven más tiempo. Si necesita algo, póngase en contacto con cuidados paliativos».
>
> La cronología de mi viaje está plagada de errores, incluyendo el uso incorrecto del historial del paciente cuando se me recetó una quimioterapia y una radioterapia radicales que me provocaron lesiones en dos vértebras a consecuencia de una sobredosis de radioterapia. Pero aquí estoy, el 19 de octubre de 2017, habiendo llevado a cabo las primeras seis semanas de un máster en mindfulness por la Universidad de Aberdeen. Mi sueño es llegar a formarme completamente para ayudar a los pacientes grave-

mente enfermos en nuestros centros locales de apoyo para enfermos de cáncer, utilizando las técnicas que aprendí en sus cedés, vídeos y libros. Solo los voluntarios totalmente cualificados pueden trabajar con este tipo de pacientes.

Sus libros *Vivir con plenitud las crisis* y *Mindfulness en la vida cotidiana: donde quiera que vayas, ahí estás* me inspiraron y se convirtieron en mi biblia durante mis horas más bajas. En la actualidad, estoy planeando escribir el primer ensayo importante de ocho mil palabras para poder graduarme en este curso, pero me dicen que el tema que he elegido (la meditación cura) no se adapta muy bien a la investigación académica. Eso me resulta desconcertante y me pregunto si usted podría aconsejarme acerca de dónde debería buscar inspiración...

No es exagerado afirmar que la lectura de sus trabajos me ha salvado la vida y me ha llevado a tratar de aprovechar al máximo cada aliento que me dijeron que no podría tomar. Agradecería enormemente unas palabras de orientación por su parte para tratar de realizar el sueño de ayudar eficazmente a los pacientes enfermos a descubrir su propio poder para sanarse a sí mismos. ¿Cuál es la mejor manera de conseguir que se convierta en un ensayo académico?

Con gratitud y saludos cordiales desde Aberdeen,

Margaret Donald

P.D.: Voy a cumplir ochenta años el año que viene, así que cada minuto cuenta.

Por supuesto que le respondí. Y entre otras cosas, le dije a Margaret que estaba mucho más en sintonía con el rumbo de la medicina académica de lo que sus asesores parecían mostrar en sus comentarios al respecto de su ensayo. Le di una serie de referencias sobre estudios en la literatura científica que apoyaban su elección del tema de su tesis y que utilizaban conjuntamente palabras como «meditación» y «curación».

Cuando, en varias investigaciones, se sometió a los voluntarios a un escáner cerebral, diciéndoles que no hiciesen nada salvo simplemente permanecer acostados, se activaba una red principal en una región difusa de la corteza cerebral, localizada debajo de la línea media de la frente, que se extiende hacia la parte posterior. Esta red, formada por diferentes estructuras especializadas, es conocida como *red neuronal por defecto* (RND) porque lo que sucede cuando se nos dice que «no hagamos nada» y «permanezcamos acostados» mientras nos hacen un escáner es que nos ponemos a divagar. Y tal vez el lector adivine adónde nos llevan muchas de nuestras divagaciones mentales. Lo ha adivinado, esto es, a pensar en nuestro tema favorito: ¡uno mismo, por supuesto! Entonces caemos en narrativas acerca del pasado (mi pasado), el futuro (mi futuro), nuestras emociones (mis preocupaciones, mi enfado, mi depresión), distintas circunstancias de nuestra vida (mi estrés, mi presión, mis éxitos, mis fracasos, lo que funciona mal en el país, en el mundo, en los «demás»)... No es difícil hacernos una idea al respecto.

Curiosamente, un estudio llevado a cabo en la Universidad de Toronto* puso de manifiesto que, cuando las personas recibían el entrenamiento de ocho semanas en MBSR y los sujetos del estudio eran observados en el escáner, una vez concluido el programa, la actividad de la RND disminuía, al tiempo que se activaba otra red cerebral lateral (en el lado de la cabeza), denominada *red experiencial.* Cuando se les preguntó sobre sus experiencias en el escáner, los sujetos que habían llevado a cabo las ocho semanas de entrenamiento en MBSR reportaron que, mientras permanecían acostados, tan solo estaban respirando, conscientes simplemente del cuerpo, los pensamientos, los sentimientos o los sonidos.

Así que quizás, al menos metafóricamente (se requerirá mucha más investigación para afirmarlo con rotundidad), la práctica del mindfulness propicia un cambio en el modo por defecto caracterizado por la preocupación inconsciente por uno mismo (podríamos decir *carente de atención*), la divagación mental, la construcción de relatos, soñar despierto y perderse en los pensamientos, en aras de un estado más presente, más atento y más consciente, aun cuando los pensamientos y las emociones sigan apareciendo, por supuesto.

* Farb *et al.* «Attending to the present: mindfulness meditation reveals distinct neural modes of self-reference», *Social Cognitive and Affective Neuroscience*, publicado el 13 de agosto de 2007.

Esta investigación evidenció que, tras ocho semanas de MBSR, las dos redes (narrativa y experiencial) se desacoplan entre sí, si bien ambas siguen en funcionamiento. Después de todo, es importante para la creatividad y la imaginación soñar despiertos de vez en cuando.* También es muy importante, tal como demuestra la historia de mi padre en el capítulo titulado «La orientación en espacio y el tiempo», diferenciar el presente del pasado y el futuro imaginarios. Sin embargo, después de ocho semanas de práctica del mindfulness, es posible que la red experiencial, la corteza lateral más allá del tiempo, module de alguna manera la línea media RND, de modo que, en colaboración, ambas redes puedan brindarnos mayor sabiduría y libertad de elección en todo momento, en lugar de la mera automaticidad y la creencia habitual en las narrativas tácitas de un yo que es demasiado pequeño para vislumbrar siquiera quién y qué es realmente en plenitud, aquí y ahora.

* Divagar mentalmente y soñar despiertos no son lo mismo. La divagación mental ocurre mientras nos hallamos inmersos en tareas concretas, como meditar o leer, por ejemplo, en las que tratamos de concentrarnos. Por su parte, el soñar despiertos tiene lugar en momentos en los que no tratamos de concentrarnos en llevar a cabo una determinada tarea. Véase Amishi Jha: https// www.youtube.com/watch?v=14gwYLg19zo (33 minutos), así como «How to train your wandering mind»: http//www.ted.com/talks/amishi_jha_how_to_tame_your_wandering_mind/transcript

En los doce años transcurridos desde la primera edición de *La práctica de la atención plena*, la ciencia del mindfulness y las evidencias de su eficacia clínica han avanzado de manera considerable. Entre los hallazgos efectuados se han constatado modificaciones en el tamaño y grosor de diferentes estructuras cerebrales en las personas que practican el mindfulness, así como una mayor conectividad funcional entre diferentes regiones cerebrales. Hay estudios que muestran cambios en la expresión génica a nivel de los cromosomas –lo que se denomina «efecto epigenético»– y también hay estudios que evidencian efectos en la longitud de los telómeros, una medición biológica del impacto que tiene el estrés en nuestra vida, especialmente el estrés grave. La acumulación de pruebas propiciada por estos estudios –y los centenares que aparecen cada año– apunta a que la práctica del mindfulness tiene un impacto importante en nuestra biología, nuestra psicología e incluso en la forma en que interactuamos unos con otros, es decir, en nuestra psicología social. Aunque la investigación científica sobre la meditación está todavía en sus inicios, es mucho más madura que hace doce años. Si el lector está interesado en algunos de los hallazgos más sólidos en este sentido, muchos de los cuales provienen de la investigación efectuada con monjes con decenas de miles de horas de práctica de meditación a lo largo de su vida, pero también de estudios de personas que han llevado a cabo el entrenamiento en MBSR y MBCT, le sugiero que consulte el libro *Los beneficios de la meditación*, de mis colegas Richard Davidson y Daniel Goleman, publicado en octubre de 2017, ya que resume muchos de los estudios mejor diseñados en este sentido, así como sus resultados. Debido a que este campo es ahora tan amplio, y está creciendo tan rápidamente, no describo detalladamente en este libro estudios más recientes, aunque algunos de ellos se mencionan de pasada en el texto. Si el lector desea explorar la vanguardia de este campo en rápido crecimiento, en la sección «Lecturas recomendadas», que hay al final del presente volumen, se enumeran una serie de recientes y excelentes libros sobre el tema, escritos principalmente por los propios científicos para un público no especializado, además de otros estudios dirigidos a un público científico y médico más profesional.

Cuando extendemos la práctica formal de la meditación a la vida cotidiana, esta se transforma en nuestro mejor maestro de mindfulness. También nos proporciona el programa perfecto para alcanzar la curación, comenzando exactamente en el punto en el que nos hallamos ahora mismo. El pronóstico es excelente, es decir, que cada persona puede beneficiarse de esta nueva manera de ser si se entrega de todo corazón a la práctica y hace uso de las diversas puertas disponibles, teniendo en cuenta quiénes somos y las circunstancias en que nos hallamos. Cada circunstancia, por indeseada o dolorosa que resulte, es una puerta potencial que conduce a la curación. En el mundo de la práctica del mindfulness, como práctica y como manera de ser, hay muchas, muchas puertas, y todas ellas conducen al mismo lugar: el espacio de la conciencia misma, el espacio de nuestro propio corazón, el espacio de nuestra plenitud y belleza intrínsecas. Y tanto esta plenitud como esta belleza ya están aquí y ya son nuestras, así como nuestro potencial intrínseco para el despertar incluso en las circunstancias más adversas.

Emprender la práctica regular del mindfulness exige un cambio importante en nuestro estilo de vida, como los participantes en el MBSR no tardan en descubrir por sí mismos, aunque siempre se les informa al respecto antes de inscribirse. Sin embargo, una vez que asumimos el experimento de la rigurosa disciplina de la práctica formal diaria de mindfulness y nos implicamos en ella con todo el entusiasmo posible durante un período determinado, no tardamos en constatar que existen muchos grados de libertad en el modo en que decidimos relacionarnos con las circunstancias indeseables o terribles de nuestra vida, sin negar que las cosas puedan ser por sí mismas indeseables y horribles.

El cultivo del mindfulness, como práctica de meditación y como forma de ser, nos permite descubrir que disponemos de poderosos recursos innatos a los que recurrir para afrontar lo indeseado y lo que nos resulta estresante, doloroso o aterrador. Gracias a la práctica del mindfulness, aprendemos que tenemos muchas oportunidades de *orientarnos* hacia todo lo que surja y de hacernos *amigos* de ello, en lugar de intentar huir, bloquearlo o esconderlo bajo la alfombra, por así decirlo. ¿Por qué? Por la sencilla razón de que ya está aquí. Y lo mismo podemos decir de lo deseado, lo agradable, lo seductor y las complicaciones de todo tipo.

Todas estas experiencias también pueden convertirse en objetos de nuestra atención, de modo que tal vez estemos menos atrapados, convirtiéndonos en adictos a ellas en formas que nos causan daño a nosotros y a otras personas o que nos desvían de nuestras intenciones y propósitos más amplios.

Aquí es precisamente donde entra en juego el mindfulness. Se trata, en efecto, de una nueva manera de estar, *una nueva forma de relacionarnos con las cosas tal y como son en este mismo instante*, nos gusten o no las circunstancias en las que nos hallemos y sin importar lo que pensemos sobre cuáles son las implicaciones que dichas circunstancias presagian para nuestro futuro. En momentos clave, la práctica nos permite explorar y permanecer en el no saber, aprendiendo que ese no saber, al menos provisionalmente, es lo más adecuado. Así pues, familiarizarnos, e incluso sentirnos cómodos, con el hecho de saber que no sabemos constituye una forma peculiar de inteligencia muy profunda y curativa que nos libera de las narrativas en extremo limitadoras o en gran medida imprecisas, y a menudo basadas en el miedo, que no nos cansamos de repetirnos a nosotros mismos, pero que casi nunca examinamos con detenimiento para averiguar si son realmente o lo suficientemente verdaderas en las circunstancias en que nos encontramos.

La mayoría de los pensamientos que incluyen la palabra *debería* probablemente forman parte de esta categoría. Creemos que las cosas deberían ser de cierta manera, pero ¿podemos decir que eso sea cierto?

Esta nueva manera de ser nos invita a lo que, de entrada, puede parecernos un pequeño cambio en cómo vemos el mundo o nos vemos a nosotros mismos. Pero, por más pequeño que nos parezca, también es un cambio enorme, profundo y posiblemente liberador, como lo fue para Margaret Donald, quien me escribió el correo antes citado. Cuando la gente afirma, muchas veces con gran emoción, que la práctica les ha devuelto o salvado la vida, este pequeño cambio, que no es, ni mucho menos, tan pequeño, hacia una nueva manera de ser es –en mi opinión– a lo que están refiriéndose.

Con cuidado permanente, ternura y cariño –que es de lo que tratan las prácticas formales e informales de mindfulness descritas con detalle en el segundo libro de esta serie, titulado *Despertar*–, estamos ahora en condiciones de introducirnos en el mindfulness y de adoptarlo como una manera de ser y estar. Si el mindfulness fuese un diamante multifacético, podríamos considerar que cada capítulo de este libro es una faceta de un número potencialmente infinito de caras únicas de dicho diamante, siendo cada una de ellas una puerta de entrada a la estructura del entramado cristalino de nuestra propia totalidad y belleza, tal como somos en este mismo instante.

Asimismo, cambiando ahora de metáfora, podemos decir que el mindfulness nos brinda un conjunto de lentes finamente pulidas, a través de las cuales podemos vislumbrar diferentes maneras de disponer la alfombra de bienvenida y de ver profundamente lo que surge en nuestra vida, ya sea deseado o no deseado, de un modo nuevo en cada momento. Si bien, en la Parte II, ofrezco una amplia gama de lentes y circunstancias, muchas de ellas basadas en mi propia experiencia, existe un número prácticamente ilimitado que surgirá a partir de la propia vida y del cultivo del mindfulness de cada uno de nosotros, si nos comprometemos con ello de todo corazón, como un experimento provisional que nos lleve a comprobarlo por nosotros mismos.

En última instancia, a través de una o más de estas lentes, tal vez lleguemos a utilizar nuestras propias circunstancias y retos vitales para, como se sugiere en el último capítulo del libro, saludarnos a nosotros mismos al arribar a nuestra propia puerta, y así reconocer, recuperar y encarnar nuestra propia plenitud y belleza originales. Esto es algo que solo puede desarrollarse instante tras instante, sobre todo si elegimos vivir nuestra vida como si realmente importase en el único momento de que todos nosotros disponemos.

Como solemos recordarles a las personas que acuden a la Clínica de Reducción del Estrés a recibir el entrenamiento en MBSR, «mientras respiremos, hay más cosas buenas que malas en nosotros, sin importar lo que esté mal». Cultivar el mindfulness es una manera de acopiar energía en forma de atención, conciencia y aceptación de lo que ya está bien y ya es completo en nosotros, pero siempre como complemento y nunca como sustituto de ninguna ayuda, apoyo o tratamiento que podamos estar recibiendo o necesitando –si es que necesitamos alguno–, para ver lo que sucede.

Deseo todo lo mejor al lector en esta aventura de su vida.

Jon Kabat-Zinn
Northampton, Massachusetts
16 de mayo de 2018

Parte I

Posibilidades curativas: el reino del cuerpo y de la mente

[Las personas] deben saber que el cerebro es el responsable exclusivo de las alegrías, los placeres, la risa, la diversión, la pena, la aflicción, el desaliento y las lamentaciones. Gracias a él, adquirimos sabiduría y conocimientos, y vemos, oímos y distinguimos lo que es repugnante de lo que es bello, lo que es malo de lo que es bueno, lo que es dulce de lo que es insípido [...]. Es la misma cosa la que nos enoja y nos deleita, la que nos inspira temor y miedo, ya sea durante la noche o durante el día, la que nos desvela, la que provoca los errores inoportunos, las ansiedades sin objeto, las distracciones, las ausencias y los actos que son contrarios al hábito. Todas esas cosas, que tanto nos hacen sufrir, proceden del cerebro insano, del cerebro anormalmente caliente, frío, húmedo, seco o que padece cualquier otra afección no natural a la que no estamos acostumbrados. La locura se deriva de su humedad. Cuando el cerebro está anormalmente húmedo, se mueve, y, cuando se mueve, la vista y el oído no están quietos, sino que ahora vemos u oímos una cosa y luego otra, y la lengua habla de acuerdo con las cosas vistas y oídas en cualquier ocasión. Solo cuando el cerebro está en silencio, el hombre puede pensar correctamente.

Atribuido a Hipócrates, siglo v a.C.
ERIC KANDEL y JAMES SCHWARTZ,
Principles of Neural Science, 2.ª ed., 1985

La sensibilidad

> Sensible: 1. tener percepción sensorial; 2. experimentar sensación o sentimiento (del latín *sentire*, participio presente que significa «sentir». Derivado de la raíz *sent*, que significa «dirigirse a», «ir hacia» [es decir, «ir mentalmente»]).
>
> *American Heritage Dictionary of the English Language*

¿Se ha dado alguna vez cuenta de que todo en usted ya es perfecto tal cual es? Veamos. Como todo el mundo, usted nace, se desarrolla, crece, vive, toma sus decisiones y convierte las cosas que le suceden en algo positivo o negativo. En última instancia, y si su vida no se ve abruptamente truncada –o incluso en tal caso–, usted hace lo que puede, participa y, de un modo u otro, deja su legado. Se relaciona con los demás y quizás hasta experimente el amor y comparta el suyo con ellos y con el mundo. Inexorablemente, crece y, en el mejor de los casos, envejece manteniendo relaciones muy diversas –unas satisfactorias y otras no tanto– con los demás y con el mundo hasta que, finalmente, muere.

Eso es algo que le sucede a cualquiera que viva en este planeta. Le ocurrirá a usted y también me ocurrirá a mí. Así es la condición humana. Pero eso no es todo.

La imagen general que acabamos de esbozar, sin llegar a ser una caricatura, resulta manifiestamente incompleta. En el entramado de nuestra vida, hay otro elemento invisible que define lo que somos, tan innato que nos suele pasar inadvertido. Ese elemento nos proporciona una capacidad extraordinaria que pocas veces sentimos y a la que honramos y desarrollamos menos todavía. Estoy hablando, claro está, de la sensibilidad, de la experiencia subjetiva, de la capacidad de conocer, en suma, de la conciencia.

No en vano hemos bautizado a nuestra especie con el nombre de *Homo sapiens sapiens* (con doble ración del participio presente de *sapere*, que significa «degustar», «percibir», «saber» y «ser sabio»). Y aunque, en nuestra vida cotidiana, demos por sentado este rasgo distintivo de nuestra existencia vigílica y onírica y solo advirtamos vagamente su presencia, en ella se asienta, precisamente, el rasgo que nos distingue de otras especies, es decir, nuestra capacidad de percibir, de conocer y de ser conscientes de ese conocimiento.

Es esta sensibilidad la que nos anima, el misterio último que nos convierte en algo más que un mero mecanismo que piensa y siente. Nuestra especie es, como tantas otras, capaz de percibir, pero también posee un don –la sabiduría discriminativa– que trasciende la mera percepción y que, en este pequeño mundo, parece ser exclusivamente humana. Es la sensibilidad la que define nuestras posibilidades, aunque en modo alguno delimite sus fronteras. La nuestra es también una especie que se halla en un proceso continuo de aprendizaje a lo largo del cual vamos modelándonos a nosotros mismos y al mundo. Y esto es algo que nuestra especie ha logrado en un período de tiempo relativamente breve.

Son muchas las cosas que los neurocientíficos saben sobre el cerebro y la mente, pero, por el momento, todavía no han descubierto la procedencia de la conciencia y el modo en que funciona esta. Cuando la materia se organiza y complejifica lo suficiente, puede llegar a contener, como solemos decir, el mundo «dentro de la mente» y conocer, momento en el cual aparecen, sin que sepamos muy bien cómo, la mente y la conciencia, algo que la neurociencia cognitiva denomina «el problema duro» de la conciencia.

Una cosa es tener imágenes bidimensionales invertidas en el fondo de la retina y otra muy distinta ver, es decir, tener una experiencia clara del mundo tridimensional que existe «ahí fuera», más allá de nuestro cuerpo, un mundo que parece real, un mundo que podemos sentir y en el que podemos movernos y del que podemos ser conscientes hasta el punto de evocarlo detalladamente con los ojos cerrados. Y en esa evocación aparece también una sensación de individualidad, la sensación de alguien que ve, que percibe y que conoce. Pero todo eso no es más que una creación, una construcción, un constructo elaborado por la mente, una especie de elaborado conjuro creado con *inputs* sensoriales, una síntesis parcialmente basada en el procesamiento de una enorme cantidad de información sensorial a través de complejas redes neuronales, la totalidad del sistema nervioso y, ciertamente, de todo el cuerpo. Este es un fenómeno desde luego extraordinario, un verdadero misterio que todos hemos heredado y que solemos dar por sentado.

Sir Francis Crick, neurobiólogo y codescubridor de la estructura en doble hélice del ADN, señaló que, «a pesar de todos los avances que hemos realizado (en los campos de la psicología, la fisiología y la biología celular de la visión), todavía seguimos ignorando cómo vemos». El color azul, por ejemplo, no existe en ninguna parte del ojo, del cerebro, ni de los fotones de esa longitud de onda concreta, pero nos basta con contemplar el cielo despejado en un día soleado para saber que el cielo es azul. Y, del mismo modo que ignoramos el modo en que vemos, también desconocemos, fisiológicamente hablando, el modo en que conocemos.

En su libro *Cómo funciona la mente*, Steven Pinker, lingüista y neuropsicólogo, se refiere del siguiente modo a la sensibilidad como un fenómeno que, en sí mismo, constituye toda una clase:

> La sensibilidad ocupa, en el estudio de la mente, un nivel que se halla muy por encima de las cadenas causales de la fisiología y la neurociencia [...], no podemos desterrar la conciencia de nuestro discurso ni reducirla a la capacidad de acceder a la información, porque el razonamiento moral depende de ella. El concep-

to de sensibilidad es el que alienta la certeza de que la tortura está mal y de que destruir un robot es un atentado contra la propiedad, mientras que matar a un ser humano es un asesinato. Por ello la muerte de un ser querido no solo nos provoca tristeza, sino también el inconcebible dolor de saber que, con su desaparición, desaparecen también para siempre los pensamientos y los placeres de la persona.

Pero Crick sostiene que, en cualquier caso, la conciencia y la sensación de individualidad que atribuimos a los pronombres «yo» y «mí», como cualquier otra cualidad, fenómeno y experiencia que asociemos a la mente, se debe, finalmente, a la actividad neuronal y que, por ello mismo, constituye un fenómeno emergente de la estructura y de la actividad cerebral detrás de las cuales no hay ningún agente, sino tan solo impulsos neuroeléctricos y neuroquímicos:

> Casi todos tenemos la imagen mental de que, en alguna parte del interior de nuestro cerebro hay un hombrecillo (o una mujercilla) que es consciente (o, cuando menos, trata de ser consciente) de lo que ocurre. Esta es la llamada falacia del homúnculo (un término que procede del término latino *homunculus*, que significa «hombrecillo»). Pero, por más que haya quienes así lo crean –lo que, en su debido momento, requerirá de una explicación–, nuestra asombrosa hipótesis explica que este no es el caso. Hablando en un sentido muy amplio, nuestra hipótesis sostiene que «todo está compuesto de neuronas...». En nuestro cerebro debe haber estruc-

turas u operaciones que, de alguna forma misteriosa, se corresponden con la imagen mental del homúnculo.

El filósofo John Searle responde del siguiente modo a esta afirmación: «Pero ¿cómo es posible que neuronas físicas y objetivas, que pueden ser cuantitativamente descritas, acaben generando experiencias cualitativas, privadas y subjetivas?». Este es uno de los grandes retos a los que se enfrenta el campo emergente de la robótica, en el que los investigadores tratan de construir máquinas que hagan cosas, como segar el césped o colocar los platos en su sitio cuando están limpios, que nosotros podemos hacer sin pensar siquiera, pero que son extraordinariamente difíciles para los robots. Y, más allá de todo eso, como ya hemos visto, también hay, en creciente campo de la inteligencia artificial, quienes afirman que, en un futuro no muy distante, máquinas creadas por nosotros diseñarán y construirán las siguientes generaciones de máquinas en las que las neuronas se verán remplazadas por circuitos integrados que aumentarán su nivel de complejidad y «aprendizaje» hasta que, emulando lo que llamamos individualidad, inteligencia y emoción, actúen como si tuvieran pensamientos y sentimientos. También hay quienes sostienen la posibilidad, por último, de que seamos «receptores muy complejos» que se hallan sintonizados, gracias a las neuronas, con una mente no localizada de orden muy superior, que es una propiedad del universo. Hay gente que piensa que, en el momento actual, no podemos descartar por completo esta posibilidad.

Por más fascinante que sea, sin embargo, el debate en el que actualmente se hallan inmersas las disciplinas que se ocupan de esta cuestión, como la neurociencia cognitiva, la fenomenología, la inteligencia artificial y la llamada neurofenomenología, nuestra búsqueda de explicaciones de la conciencia no debería alejarnos de nuestro tema. El reto al que realmente nos enfrentamos consiste, muy al contrario, en reconocer nuestra sensibilidad como algo fundamental y descubrir el modo de servirnos de forma individual y colectiva de ella para *desarrollar* la extraordinaria capacidad de saber que no sabemos, algo más importante, me atrevería a decir, que cualquier cosa que podamos saber. En saber que no sabemos, a fin de cuentas, se asienta el dominio del discernimiento y de la sabiduría, que son, en cierto sentido, la quintaesencia del ser humano.

Al finalizar un retiro de entrenamiento de mindfulness dirigido a psicólogos que se dedicaban a la terapia cognitiva, un terapeuta que, obviamente, trabajaba a diario con las emociones y los pensamientos de la gente dijo: «En este retiro he descubierto que me mantengo a distancia de las personas. Era algo que, hasta el momento, ignoraba que no sabía».

A menudo vivimos, por más que creamos otra cosa, sometidos a las restricciones impuestas por hábitos y condicionamientos que, por más que lo ignoremos, no dejan de configurar nuestra vida, nuestras decisiones, nuestras experiencias y nuestras respuestas emocionales. Solo si nos damos cuenta de ello podremos reconocer algunas de las limitaciones prácticas del pensamiento.

Siempre disponemos, no obstante, de la conciencia para contrarrestar ese condicionamiento, aumentar nuestro conocimiento de las cosas y estar más en contacto con ellas y con nuestra capacidad de entender cabalmente lo que el neurocientífico Antonio Damasio denomina «el sentimiento de lo que ocurre».

La sensibilidad es algo que se halla muy cerca de nosotros. La conciencia es nuestra naturaleza y está en nuestra naturaleza. Se halla en nuestro cuerpo y en nuestra especie hasta el punto de que bien podríamos concluir, como hace el budismo tibetano, que la cualidad del *conocimiento* no conceptual es, junto a la vacuidad y la ausencia de limitaciones, una de las características fundamentales de la mente.

La capacidad de la conciencia es un rasgo distintivamente humano. La nuestra es una especie que no puede sino ser consciente, un rasgo que, si bien se asienta en nuestra biología, trasciende con mucho lo estrictamente biológico. Bien podríamos decir que, en el fondo, nosotros somos nuestra conciencia. Pero si no la cuidamos, la ejercitamos y la perfeccionamos, acaba cubriéndose de maleza y se queda en estado larvario, en cuyo caso terminamos coartando nuestra capacidad de trascender las limitaciones impuestas por el pensamiento egoísta, lo que requiere cobrar conciencia de los pensamientos que se hallan al servicio del yo y reconocer también que, en el momento en que aparecen, pueden ser muy limitados y hasta estúpidos. El ejercicio y el perfeccionamiento de la conciencia, por el contrario, arrojan luz sobre nuestra vida y sobre el mundo y nos proporcionan una libertad que, por más que nuestra imaginación se derive de ella, apenas hubiéramos podido imaginar.

También nos proporciona una sabiduría que, adecuadamente desarrollada, puede librarnos de la tendencia, consciente o inconsciente, a causar daño y contribuir muy positivamente a sanar las heridas y respetar la soberanía y sacralidad que alienta en todos los seres.

No es nada personal, pero ¿somos realmente quienes creemos ser?

> El valor del ser humano depende básicamente del sentido y el grado en que haya conseguido liberarse del yo.
>
> ALBERT EINSTEIN

A los estudiantes de biología se les remacha (una de las muchas curiosas metáforas habitualmente empleadas en el ámbito de la enseñanza superior) que la vida obedece a las leyes de la física y de la química, y que los fenómenos biológicos son una simple extensión de esas mismas leyes naturales. También se les dice que la estructura de las moléculas en las que se asienta es mucho más compleja que la de la naturaleza inanimada. No hay, desde esa perspectiva, razón alguna para presumir la existencia de una fuerza especial, una especie de fuerza «vital» que «cause» la vida del sistema, algo especial, detrás de las condiciones sensoriales, que posibilite la coordinación de los componentes y de las estructuras de los sistemas vivos para propiciar la emergencia de las propiedades de la totalidad y presentarse, por ejemplo, como una célula viva, capaz de crecer y dividirse. El mismo principio también resulta aplicable, por extensión, durante todo el camino de ascenso formado por el inmenso árbol de formas vivas de complejidad creciente que va ramificándose hasta arribar a las plantas y el reino animal, e incluye, al llegar al linaje de los mamíferos, la emergencia de un sistema nervioso cada vez más complejo, hasta la aparición, en su debido momento, del ser humano.

Aunque, desde esta perspectiva, todavía no entendamos claramente lo que llamamos «vida» a nivel de la más sencilla de las células o de un organismo unicelular tan «simple» como una bacteria y no hayamos podido «fabricar» aún una célula viva partiendo de los ingredientes compositivos de los que en la actualidad disponemos o de elementos procedentes de otras células que hayamos recompuesto para crear otra nueva, no creo que haya razón alguna para pensar que, en algún momento futuro, no podamos hacerlo. Y, de hecho, una bacteria completamente sintética fue creada en el año 2010.

Antes, en un avance también muy innovador, los investigadores sintetizaron en un laboratorio el virus de la polio a partir de productos químicos sencillos y de la información sobre la secuencia genética sacada de internet, que, una vez sintetizado, demostró ser contagioso, capaz de replicarse y crear más virus en una célula viva, confirmando así la inutilidad de postular la existencia de una fuerza vital «adicional». Las derivaciones éticas asociadas a este trabajo son, por su puesto, considerables.

Esta perspectiva –según la cual no existe un elemento «extra» inmaterial en los sistemas vivos– apareció en el campo de la biología como una reacción contra el llamado vitalismo, es decir, contra la creencia de que, para explicar las propiedades únicas de la vida (incluida la sensibilidad), se requiere una energía especial ajena a la física, la química, la biología, la selección natural y una cantidad extraordinaria de tiempo. Y lo anterior también es aplicable a la conciencia. Desde esa perspectiva, el vitalismo era una explicación mística, irracional, acientífica y, en última instancia, errónea..., y así ha quedado en el registro histórico. Pero ello no significa que la visión reduccionista y materialista sea la correcta, porque hay muchas formas de investigar científicamente el misterio de la vida y son muchos los que reconocen la necesidad de tener en cuenta y respetar la existencia de fenómenos de orden superior y de propiedades emergentes.

Desde la perspectiva de la biología, en el fundamento de los seres vivos (incluido el ser humano) no hay nada más que mecanismos impersonales. Desde ese punto de vista, la aparición de la vida es una manifestación de una emergencia mayor, la evolución del universo y de todas las estructuras y procesos ordenados que se despliegan en su interior. En algún momento, tal vez hace unos tres mil millones de años, cuando eran adecuadas las condiciones del joven planeta Tierra (formado de las nubes de polvo interestelar que giraban en torno a la estrella naciente que hoy llamamos sol, y que eran el resultado de la colosal desintegración provocada por un colapso gravitatorio de estrellas anteriores en el que se forjaron los elementos atómicos, exceptuando el hidrógeno, que no solo hace parte de la constitución de nuestro cuerpo, sino que interviene muy profundamente en la composición de todo lo demás), las primeras biomoléculas acabaron sintetizándose gracias a procesos inorgánicos que tuvieron lugar de manera natural a lo largo de millones y millones de años en enormes y calientes océanos, quizás catalizadas por la luz, la arcilla y otros microentornos inanimados que, de un modo u otro, pudieron contribuir a ese proceso. Con el paso del tiempo, esos diferentes ingredientes empezaron a interactuar siguiendo las leyes de la química y acabaron dando origen a cadenas rudimentarias de polímeros de nucleótidos (la materia de la que está constituida el ADN y el ARN) y aminoácidos que poseían propiedades concretas.

La misma naturaleza de las cadenas de polinucleótidos les permite almacenar, en la secuencia de sus cuatro bases constitutivas, una gran cantidad de información y les proporciona también la capacidad de replicarse con gran exactitud para conservar dicha información y cambiar levemente bajo ciertas condiciones, generando las variaciones conocidas con el nombre de mutaciones que, en determinadas ocasiones, proporcionan una ventaja selectiva en la competencia por los recursos naturales. La información contenida en las cadenas de polinucleótidos se transmite a la secuencia lineal de aminoácidos constitutiva de las cadenas de poliaminoácidos que, cuando se despliegan, conocemos con el nombre de proteínas, los caballos de tiro de la célula que realizan sus miles de reacciones químicas, en cuyo caso son llamadas enzimas y proporcionan la miríada de bloques constructivos estructurales esenciales de los que están construidas las células a las que conocemos como proteínas estructurales.

Todavía ignoramos el modo en que todo eso dio lugar a una célula rudimentaria organizada, pero, desde la perspectiva de la biología, no hay razón alguna por la que no podamos llegar a comprenderla, una comprensión que, a su vez, profundizará nuestro conocimiento de los sistemas complejos de estas moléculas, que, en sí mismas, no tienen más fuerza vital que la capacidad, bajo ciertas condiciones y con la colaboración de otras muchas moléculas, de alentar la impredecible emergencia de nuevos fenómenos, entre los que se cuenta la estabilización, el almacenamiento y la recuperación de información y la modulación de su flujo. Desde ese punto de vista, la vida es una extensión natural de la evolución del universo que tuvo lugar después de haber sido creadas las estrellas y los planetas que establecen las condiciones necesarias para la emergencia de los sistemas vivos basados en la química. Y la conciencia, que emerge en los sistemas vivos ateniéndose a las mismas leyes de la física y de la química cuando las condiciones son favorables y cuando hay suficiente tiempo y presión selectiva para que se desarrolle, es también una emergencia natural, aunque improbable, de un proceso biológico evolutivo despojado de toda fuerza impulsora, de toda teleología y de toda mística.

Si la conciencia, al menos la conciencia basada en la química, es un fenómeno posible –y, dadas las condiciones y el tiempo adecuado, hasta inevitable– en un universo que se halla en proceso de evolución, también podríamos concluir, como ya hemos dicho, que la conciencia de los organismos vivos es el modo en el que el universo se ve a sí mismo, se conoce e incluso se comprende a sí mismo. Bien podríamos decir que el *Homo sapiens sapiens*, más que cualquier otra de las especies que habitan esta infinitamente pequeña mota de polvo que se halla en la inconcebible inmensidad de un universo en expansión y en la que la materia que constituye nuestros cuerpos, los planetas y hasta las estrellas solo parece dar cuenta de un pequeño porcentaje de la sustancia y de la energía del universo es portador de un don excepcional.* Desde la perspectiva de la biología, pues, la conciencia no depende de ninguna virtud moral concreta, sino que es un producto accidental que se debe exclusivamente a los caprichos impuestos por la selección evolutiva sobre las especies de los primates arborícolas (nuestros antepasados directos), algunos de los cuales evolucionaron hasta llegar a ponerse en pie en la sabana en la que vivían, permi-

* En realidad, los cosmólogos consideran actualmente que el universo está compuesto por un 30% de «materia oscura», que quizás se halle en los agujeros negros, y por un 65% de «energía oscura», una especie de antigravedad que parece ser la fuerza responsable de la expansión y aceleración del universo.

tiendo así el uso de sus brazos y de sus manos y proporcionando a sus cerebros la posibilidad de enfrentarse a un abanico mucho mayor de posibilidades.

El modo en que entendemos nuestra sensibilidad heredada y lo que hacemos con ella tanto de forma individual como colectiva es, obviamente, una de las cuestiones fundamentales de nuestro tiempo. Merece la pena subrayar la naturaleza impersonal de la visión biológica de los sistemas vivos, porque afirma con rotundidad la inexistencia de cualquier dimensión mística en el despliegue de la vida. La conciencia no es, desde esa perspectiva, la que dirige el proceso, sino uno de sus muchos emergentes, por más que se halle continuamente latente. Pero, a pesar de ello, su emergencia y desarrollo pueden tener un impacto muy profundo sobre todos los aspectos de la vida, a través de las decisiones vitales que tomamos sobre el modo de vivir, dónde debemos aplicar nuestra energía y cómo tenemos que valorar nuestro impacto en el mundo en que habitamos. La sensibilidad solo puede emerger en presencia de ciertas causas y condiciones adecuadas, las cuales, por cierto, no están garantizadas de antemano; y, obviamente, si estas no se hallaran presentes, no habría nadie para hablar de su ausencia.

Así pues, si somos el producto de causas y condiciones impersonales complejas que se atienen a las leyes de la física y de la química y no hay, detrás de ellas, ninguna «fuerza vital», no es de extrañar el antivitalismo manifiesto de la ciencia, sobre todo de la biología, que llegó a afirmar explícitamente la inexistencia de un alma, de un centro vital en los seres sensibles que se atenga a leyes diferentes a las de la física y de la química. En el siglo XVII, Descartes señaló que el asiento del alma se halla en la glándula pineal, ubicada en el centro del cerebro, pero, según los modernos neurobiólogos, son muchas las funciones que desempeña la glándula pineal, si bien en modo alguno genera un alma. No hay razón entonces, desde esa perspectiva, para postular la existencia de entidad ni energía inmaterial permanente alguna que habite o se relacione con nuestro organismo físico, ni que guíe su trayectoria a lo largo de la vida. Sin embargo, ello no significa que la vida y la sensibilidad hayan dejado, para nosotros, de ser misteriosas y, en cierto modo, sagradas, como sigue siéndolo el universo entero. Y tampoco significa que no podamos hablar del alma (la cual se refiere a lo más profundo de nuestro psiquismo y de nuestro corazón) o de la fuente de elevación y transfiguración a la que solemos llamar espíritu. No deberíamos descartar, por tanto, la importancia de los sentimientos y del bienestar personal, ni negar su fundamento al sentido de numinosidad del que se derivan nuestras acciones éticas y morales. Bien podríamos concluir, de hecho, que nuestra naturaleza y vocación, en tanto que seres dotados de sensibilidad, consisten en respetar y reverenciar profundamente la situación en que nos hallamos, y en perfeccionar nuestra sensibilidad para ponerla al servicio del bienestar de los demás y de lo más hermoso y sagrado de este mundo.

También los budistas afirman la naturaleza impersonal de los fenómenos. Como afirma el *Sutra del corazón* [véase, en el Libro 1, *La meditación no es lo que crees*, el capítulo titulado «La vacuidad»], el Buda enseñó, basándose en su investigación y experiencia personal, que el universo que experimentamos –que, según él, está compuesto por los cinco *skandas* (agregados) de forma, sensación, percepción, impulso y conciencia– está despojado de toda existencia perdurable y resulta imposible, por más que lo intentemos, localizar una identidad inmutable y permanente dentro o en el seno de cualquier fenómeno vivo o inanimado, incluidos nosotros mismos. Todo está, desde esa perspectiva, estrechamente interconectado, y la emergencia y las propiedades de cualquier manifestación de formas o procesos dependen de una red siempre cambiante de causas y condiciones. Por ello el budismo nos invita a descubrir por nosotros mismos si el yo es algo más que una mera fabricación, un construcción en la que nuestros sentidos se combinan para elaborar tanto el mundo que parece estar «fuera de aquí» como la sensación individual que lo percibe desde «aquí».

¿Cómo explicar, de otro modo, que *sienta* la existencia de un yo, que sea un yo, que lo que sucede me sucede a mí, que lo que hago lo he iniciado yo, que lo que siento lo siento yo y que, cuando me despierto, sea el mismo yo el que se despierta y reconoce en el espejo? La biología moderna (la neurociencia cognitiva) y el budismo coinciden en que esa es una percepción equivocada que ha acabado convirtiéndose en un hábito individual y cultural. No es posible descubrir, según ambos puntos de vista –por más sistemáticamente que lo busquemos–, un yo permanente, independiente y duradero alguno, ya lo busquemos en «nuestro» cuerpo (incluidas las células, las glándulas especializadas, el sistema nervioso, el cerebro, etc.), en «nuestras» emociones, en «nuestras» creencias, en «nuestros» pensamientos, en «nuestras» relaciones o en cualquier otro lugar. Y ello es así porque se trata de un espejismo, de una manifestación holográfica, de un fantasma, de un producto de la mente pensante y emocionalmente turbulenta ligada a los hábitos. El yo se construye y deconstruye de continuo y, por ello mismo, está sujeto al cambio y, en consecuencia, no es permanente, duradero ni real y resulta imposible identificarlo y aislarlo. Es más virtual que real y, en este sentido, se asemeja a las partículas elementales que aparecen de la nada durante un breve instante para acabar desvaneciéndose al poco nuevamente en el vacío. Eso que llamamos nuestro yo debería ser considerado más como un «atractor extraño» en el ámbito de la teoría del caos, como un patrón dinámico que, si bien cambia sin cesar, siempre es similar a sí mismo. Somos, más o menos, quienes éramos ayer, aunque no seamos exactamente los mismos.

Veamos, para entender un poco más este punto, lo que queremos decir cuando nos referimos a «mi» cuerpo. ¿Quién está diciendo eso? ¿Quién afirma tener un cuerpo y estar, por tanto, separado de ese mismo cuerpo? ¿No resulta un tanto misterioso? Tengamos en cuenta que la estructura misma de nuestro lenguaje es autorreferencial y nos obliga a decir «mi cuerpo» (contabilicemos, por ejemplo, las veces que, en esta página, o incluso en esta frase, nos hemos visto obligados a usar pronombres personales), razón por la cual acabamos cayendo en el hábito de creer que eso es lo que somos o, cuando menos, gran parte de lo que somos. Precisamente por ello, en el nivel relativo de las apariencias, acabamos considerando que el «yo» es un aspecto incuestionable de nuestra realidad convencional. Y, relativamente hablando, así *es*.

La mayoría de las veces, no decimos «la» mano, «la» pierna o «la» cabeza, sino «mi» mano, «mi» pierna o «mi» cabeza, porque, desde una perspectiva relativa, nuestro cuerpo (y volvemos nuevamente a ello) está relacionado con el orador, quienquiera que sea, y referirnos a nuestra mano como «la» mano supondría, de algún modo, distanciarla, alienarla y convertirla en un asunto clínico y desencarnado. En cualquiera de los casos, es cierto que existe una misteriosa relación entre yo y mi cuerpo, pero se trata de una relación que habitualmente damos por sentada y, por ello mismo, es fácil acabar creyendo que se trata de «mi» cuerpo. Pero esa es más una forma de hablar que un hecho y no queda claro quién está reclamando exactamente esa propiedad. Bien podríamos concluir que esta forma de ver las cosas solo es cierta de un modo relativo porque, a fin de cuentas, no se trata del cuerpo de otra persona (un tipo de pensamiento y de sentimiento que podría ser gravemente patológico y abocar a una hospitalización), pero es falsa, por otro lado, en un sentido absoluto. Si lo que afirma el *Sutra del corazón* es cierto, la apariencia misma está vacía.

Y lo mismo podríamos decir con respecto a la mente. ¿De quién es la mente? ¿Quién tiene problemas? ¿Quién quiere saber? ¿Quién está leyendo estas palabras?

Supongamos por un momento que la visión de los biólogos y de los budistas es cierta (aunque para estos últimos la mente constituya otra dimensión que se atiene a sus propias leyes, las cuales, si bien pueden estar relacionadas con fenómenos materiales, como el cerebro, por ejemplo, no podemos reducir, en modo alguno, a la materia). En ese caso, los seres vivos seríamos un producto de la química, de la física, de la biología y de procesos completamente impersonales que dan lugar a nuestra experiencia cuando nos relacionamos con el mundo que se encuentra más allá de nuestra piel y con el entorno que rodea al cuerpo y la mente. La sensación de identidad, de un «yo» al que le suceden todas esas experiencias –y que piensa tales pensamientos, siente tales sentimientos, toma tales decisiones y actúa de tal modo–, es, en cualquier caso, un epifenómeno, un subproducto de complejos procesos biológicos. Tanto la sensación de individualidad como nuestra personalidad son profundamente impersonales, aunque desde luego son únicas y relativamente reales, del mismo modo que nuestro rostro es también único y relativamente real, aunque en modo alguno podamos concluir que solo somos eso.

¿Qué podríamos perder y qué podríamos ganar si cambiásemos de forma radical la visión que tenemos de nosotros mismos en aras de una perspectiva mayor, más amplia e incluso más fundamental?

Lo que perderíamos sería la identificación con casi todas las experiencias, tanto internas como externas, como «yo», «mí» y «lo mío», por un fenómeno que se despliega –o, como también solemos decir, que sucede– en función de ciertas causas y condiciones. Si aprendiésemos a cuestionar el modo en que se establece una sensación de identidad en torno a ocurrencias y apariencias que nos aprestamos a defender a cualquier precio, si empezáramos a cuestionar la realidad de la sensación de identidad, para determinar si es permanente o está cambiando de continuo, y estimásemos su importancia en un determinado momento con respecto a una totalidad superior, no nos pasaríamos la vida obsesionados y consumidos con nuestros pensamientos, opiniones e historias personales de logros y de pérdidas, tratando de minimizar estos y de maximizar aquellos. Entonces podríamos ver más allá del velo de nuestras creaciones que, de manera sutil o no tan sutil, tiñen todos los aspectos de nuestra experiencia. En tal caso, podríamos escucharnos mejor, podríamos tomarnos menos en serio y tomar también menos en serio las historias que inventamos sobre cómo deberían ser las cosas para poder ser felices o encontrar «nuestro camino». Nos tomaríamos, en suma, de un modo menos personal cosas que son fundamentalmente impersonales.

Tal vez entonces nos resultaría más sencillo habitar el cuerpo y vivir en el mundo y reverenciaríamos adecuadamente el simple hecho de ser y de conocer, sin quedarnos tan atrapados en la sensación de un «conocedor» que se halla separado de lo que conoce y crea tanto un sujeto (un yo) como objetos fuera de aquí (para ser conocidos) y una distancia entre ellos, en lugar de reconocer que se trata de fenómenos estrecha o íntimamente ligados que aparecen de manera simultánea con la conciencia. Tal vez entonces no estaríamos tan obsesionados con nuestra pequeña agenda, porque sabríamos que la sensación de identidad carece de toda existencia inherente, que solo parece existir y que el hecho de identificarnos con ella nos encierra en una visión distorsionada, limitada e incompleta de nuestro ser, de nuestra vida, de nuestra relación con los demás y de nuestro camino en este mundo.

Quizás hayamos advertido que la sensación de identidad está diciéndonos continuamente que no somos completos, insistiendo en que, para ello, para ser felices, para ser completos y para conseguir lo que queremos, debemos ir a algún otro lugar y satisfacer ciertas necesidades. Pero todo ello, por más relativamente cierto que sea, olvida que, a un nivel más profundo, más allá de las apariencias y del tiempo, lo que necesitamos ya está aquí y ahora, puesto que no podemos mejorar el yo, sino tan solo reconocer su verdadera naturaleza vacía y a la vez plena y, por tanto, muy útil.

Cuando sepamos esto profundamente con todo nuestro ser, podremos descansar en el conocimiento mismo y actuar en el mundo de un modo menos egoísta, menos dañino y más creativo en beneficio de todos los seres. Y podremos hacerlo porque entonces sabremos, a un nivel que trasciende lo exclusivamente intelectual, que «ellos» somos siempre «nosotros». El conocimiento de esta interconexión resulta esencial, ya que es el punto de partida de la empatía y de la compasión, de nuestros sentimientos hacia los demás, del impulso que nos lleva a ponernos en su lugar, es decir, de sentir con ellos. Ahí, precisamente, se asienta, más allá del nihilismo y el relativismo derivados de una visión estrictamente mecánica y reduccionista de la mente y de la vida, el fundamento de toda ética y de toda moral.

Así pues, ni nosotros ni los demás somos, desde esta perspectiva, quienes creemos ser. Todos somos mucho más y mucho más misteriosos de lo que creemos y, cuando lo sabemos, nuestra creatividad se expande de una manera extraordinaria, porque entonces se tornan evidentes las limitaciones impuestas por nuestro egocentrismo y nuestra preocupación obsesiva por lo que, siendo importante, no es fundamental.

Esta no es ninguna crítica, sino la simple constatación de un hecho.

Y tampoco es nada personal, de modo que, por favor, no nos lo tomemos como si lo fuese.

*

Yo no soy yo,
soy ese
que va a mi lado sin yo verlo
que, a veces, voy a ver,
y que, a veces, olvido...

JUAN RAMÓN JIMÉNEZ

*

Suficiente. Basta con esa palabra
y, en el caso de que no baste,
basta con esta respiración,
y si tampoco esta es suficiente,
baste con estar sentado aquí

y con abrirnos a la vida
a la que, hasta ahora,
nos hemos negado
una y otra vez.

Justo hasta ahora.

DAVID WHITE

Nuestras moléculas están en contacto

Francisco Varela era un polifacético neurocientífico cognitivo, neurofenomenólogo, practicante del Dharma y cofundador del Mind and Life Institute, que se ocupaba de organizar diálogos periódicos entre científicos y el Dalai Lama y que murió, siendo todavía joven, en el año 2001. Francisco solía hablar de la existencia de determinadas propiedades del sistema inmunitario que van más allá de su función como sistema de defensa contra los invasores externos. Porque lo cierto es que el sistema inmunitario también posee un sistema de autopercepción que permite al cuerpo controlar y mantener de continuo su «identidad», la identidad molecular de sus estructuras constitutivas, a través de lo que denominaba contacto intermolecular. Francisco también decía que esta cualidad –a la que podemos llamar «mi» identidad corporal– carece, al igual que «nosotros», de toda existencia independiente, emergiendo de modo dinámico de las complejas interrelaciones existentes entre sus diferentes elementos constitutivos.

Hay veces en que se considera que el sistema inmunitario es una especie de segundo cerebro, porque es capaz de aprender, recordar y cambiar en respuesta a condiciones variables. Anatómicamente hablando, está ubicado en el timo, la médula ósea y el bazo, aunque también se halla difundido de forma parcial por todo el cuerpo, porque los linfocitos y los anticuerpos que genera circulan por la sangre y la linfa. En las membranas de los linfocitos (incluidos los anticuerpos) hay receptores especializados que les permiten «registrar» el perfil y la arquitectura molecular del cuerpo, la topología de las moléculas, de las células, de los órganos y de los tejidos y, de algún modo, «diferenciarse» de los «invasores extraños» a través de una continua vigilancia que cuenta con mecanismos muy específicos de reconocimiento molecular.

Por ello, aun en ausencia de procesos mórbidos o de invasores extraños, existe una interrelación continua, una especie de «conversación» entre los distintos miembros de la sociedad celular que compone nuestro cuerpo, que cumple con la función de coordinar sus diferentes funciones celulares. Sin ella, el cuerpo, aun en ausencia de infección, acabaría degradándose. Como dijo el mismo Varela:

> Los órganos sensoriales, como los ojos o los oídos, que permiten la relación entre el cerebro y el entorno, tienen paralelismos en un gran número de órganos linfáticos. En ellos existen regiones que operan a modo de sentidos interactuando con los estímulos, por

ejemplo, regiones del intestino que mantienen una continua relación con el alimento que comemos.

Precisamente por ello, cuando algo funciona mal, por ejemplo, cuando ciertas células empiezan a crecer desmesuradamente o cuando aparecen partículas virales u otro tipo de partículas extrañas, estas son inmediatamente registradas y detectadas por los dispositivos de reconocimiento del sistema inmunitario. Entonces se ponen en marcha diferentes mecanismos basados en la selección y amplificación clonal de los linfocitos destinados a detener y neutralizar las células invasoras con un nivel tan elevado de especificidad que acaban con ellas sin poner en peligro a las células normales.

El sistema inmunitario es como una colmena destinada al contacto y el reconocimiento selectivo, un sistema de vigilancia que jamás duerme y que cumple con la función de mantener la armonía del cuerpo cuando se ve expuesto a agentes externos o internos potencialmente nocivos. Se trata de un sistema que funciona con una elegancia exquisita en los niveles molecular y celular para permitir que el cuerpo pueda responder de la forma adecuada a las amenazas, tanto de agentes infecciosos como de productos manufacturados por el ser humano, que no existían durante nuestro proceso de desarrollo y evolución, reconociéndolos como potencialmente dañinos y neutralizándolos al final. Se trata, por otra parte, de una respuesta que el sistema inmunitario acaba aprendiendo y recordando.

Cuando este sistema se colapsa, como sucede, en ocasiones, de un modo bastante misterioso, perdemos la capacidad de reconocimiento de ese yo corporal, dando entonces origen a las llamadas enfermedades autoinmunes, en las que el sistema inmunitario empieza a atacar a los tejidos normales. En tal caso, los miembros de la sociedad de células y tejidos que configuran nuestro cuerpo dejan de estar en contacto y se resienten nuestra armonía y nuestra salud, lo que distorsiona o pone fin al «diálogo» del que antes hablábamos, como sucede también cuando los grupos sociales y las naciones dejan de encontrar un fundamento común.

Considerando la cuestión de la identidad corporal y el papel que desempeña el sistema inmunitario más allá de la defensa, Francisco solía emplear una analogía social –poniendo como ejemplo a la ciudad de París, puesto que vivía en Francia– para evidenciar su inexistencia. Escuchemos lo que dice al respecto en una conversación con el Dalai Lama:

> ¿Cuál es la naturaleza de la identidad de una nación? La identidad de Francia, por ejemplo, no se halla en el despacho de François Mitterrand [tengamos en cuenta que esta conversación tuvo lugar en 1990, cuando Mitterrand era presidente de Francia]. Obviamente, si tal sistema se viese invadido por una entidad exterior, desencadenaría una reacción defensiva y el ejército emprendería una respuesta militar. Pero también sería estúpido reducir entonces la identidad francesa a esa respuesta. ¿Cuál es la identidad de Francia cuando no está en guerra? Esta identidad

está creada por la comunicación, por el tejido de la vida social determinado por el encuentro y la relación entre sus ciudadanos, es decir, por el latido de la vida del país. Si damos un paseo por sus distintas ciudades, veremos personas en los cafés, escribiendo libros, criando a sus hijos, cocinando, pero sobre todo hablando. Algo parecido sucede con la identidad corporal establecida por el sistema inmunitario. Esta identidad corporal depende de las redes de células B y de células T que se hallan en continuo movimiento, conectándose y desconectándose de todos los perfiles moleculares concretos de nuestro cuerpo. También se conectan y desconectan *entre sí* y un gran porcentaje de células B están en continuo contacto con otras células B. Como cualquier sociedad, las células establecen una red de interacciones mutuas, una red funciona [...] gracias a que los linfocitos se inhiben o expanden en clones, del mismo modo que las personas ascienden o se degradan, o las familias se expanden o se contraen. Esta afirmación de la identidad de un sistema no es una reacción defensiva, sino una construcción positiva, una especie de autoafirmación. Ese es nuestro «yo», por así decirlo, a nivel molecular y celular [...]. Existen células T que pueden conectarse con cualquier perfil molecular concreto del cuerpo, como también hay personas que pueden relacionarse con cualquier aspecto de la vida francesa, museos, librerías, cafés y pastelerías. El hecho es que existen anticuerpos en cualquier perfil molecular concreto de nuestro cuerpo (las membranas celulares, las proteínas musculares, las hormonas, etc. [...]). Esta interdependencia generalizada, que permite que las moléculas de mi piel se relacionen con las células de mi hígado a través de la red difusa del sistema inmunitario, posibilita una armonía global. Desde la perspectiva de esta red inmunológica, el sistema inmunitario es el que se encarga de permitir la comunicación continua entre las distintas células de nuestro cuerpo que, en este sentido, se asemeja a las neuronas que vinculan puntos muy alejados del sistema nervioso [...]. Las células del sistema inmunitario mueren y se ven remplazadas cada dos días [aunque otras, sin embargo, viven mucho más tiempo, semanas e incluso meses], como también sucede en una sociedad, ya que, al cabo de unos cuantos años, las viejas generaciones se ven remplazadas por otras nuevas, y la sociedad, de algún modo, enseña a los niños a desempeñar los distintos roles. Así es como el sistema va renovando sus componentes, lo que posibilita el aprendizaje y el recuerdo, porque las nuevas células se ven «educadas» por el sistema y, aunque las nuevas células no sean idénticas a las antiguas, desempeñan la misma función para el propósito global de la imagen emergente [...].

Así es, de hecho, como funcionamos, aunque no estemos acostumbrados a pensar que nuestro cuerpo posee un yo, una entidad, por cierto, tan compleja como el yo cognitivo. Volviendo ahora a la analogía social, yo compro a diario el pan en una panadería de París cuya familia ha estado desempeñando ese papel desde hace un par de siglos. El panadero forma parte de esa sociedad y sabe cómo preparar el pan. Si un buen día me encontrase con una persona diferente atendiendo la misma panadería, ejecutando las mismas acciones y vendiendo el mismo pan, las cosas serían diferentes. El panadero tiene un largo historial, conoce a sus clientes desde hace mucho tiempo y se relaciona con ellos a través de un lenguaje común. Por más que tratemos, pues, de imitar a ese panadero, si no compartimos su historia, el lenguaje y la capacidad de interactuar, sus vecinos nos rechazarán. Lo que mantiene, pues, a mis células en su lugar y permite que las células de mi hígado se comporten como células hepáticas, a las células del timo como células del timo, etc., es el hecho de compartir el mismo lenguaje común y de poder colaborar con las demás, del mismo modo que el panadero también sabe que el banquero, aunque se ocupe de algo diferente, pertenece a la misma comunidad. Estamos tan acostumbrados al funcionamiento de nuestro cuerpo que no advertimos siquiera la complejidad del proceso emergente que lo preserva. Del mismo modo que ciertas propiedades del cerebro humano, como la memoria o la sensación de identidad, son propiedades emergentes de todas las neuronas, el sistema inmunitario posee la capacidad emergente de mantener el cuerpo y de tener una historia, es decir, de tener un yo. Pero, en tanto que propiedad emergente, es algo que, si bien aparece, no existe en ningún lugar [...]. Mi identidad corporal no está ubicada en mis genes ni en mis células, sino en el complejo de sus interacciones.

Convendrá recordar esta visión vital y dinámica cuando, en el cuarto libro de esta serie, exploremos la metáfora del cuerpo del mundo.

No fragmentación

A pesar de lo que podamos experimentar prestando una atención más cuidadosa a la actividad de nuestra mente y de nuestro cuerpo instante tras instante, tendemos a vivir, tanto interna como externamente, una vida fragmentada. Y también contribuimos a esta fragmentación olvidándonos provisionalmente de lo que en realidad somos, de nuestra naturaleza más profunda y de nuestro impulso a ser, no lo que somos, sino lo que creen los demás o incluso lo que nosotros mismos creemos ser. Así es como acabamos fragmentándonos y hasta escindiéndonos de nosotros mismos y nos lanzamos, durante años e incluso décadas, en busca de una u otra quimera. Pero a lo largo de ese proceso perdemos el contacto con nuestra verdadera naturaleza –llegando incluso, en ocasiones, a traicionarla–, nuestra soberanía, la belleza de lo que realmente somos y nuestra totalidad no fragmentada y no fragmentable. Este es el auténtico origen de nuestra angustia, la enfermedad endémica que nos aqueja individual y colectivamente en la que quizás se asiente la raíz de todos nuestros conflictos.

La *sanación* es un proceso que implica el reconocimiento de nuestra totalidad y el rechazo incondicional a fragmentarnos o a dejar que la vida nos escinda, aun cuando estemos aterrados. En última instancia, la curación no consiste en esforzarnos en lograr que las cosas sean de un determinado modo, ni en seguir el que a veces consideramos nuestro camino, sino en reconciliarnos con lo que realmente somos. Como dijo Saki Santorelli en su libro *Sánate tú mismo: Mindfulness en medicina*, la curación consiste en saber que, por más que nos escindamos, nunca dejamos de estar completos.

Emily Dickinson expresa perfectamente, en el siguiente poema, este impulso, derivado del miedo, que nos lleva a escindirnos, a fragmentarnos y a dañarnos:

Yo, de mí misma, tuve que desterrarme
cuando mi fortaleza estuvo impregnada
de Todo Corazón.

¿Cómo podré
–acosándome como me acoso–
recuperar la paz,
si no es subyugando
mi conciencia?

¿Y cómo podré lograr tal cosa,
siendo como somos ambos monarcas,
si no es abdicando
–yo– de mí?

¿Con qué frecuencia abdicamos de nuestra totalidad, con qué frecuencia nos exilamos voluntaria, pero inconscientemente, de nosotros mismos y sacrificamos así nuestra conciencia, nuestra sensibilidad, nuestro sentido común, nuestra soberanía y las posibilidades de auténtica curación en aras de protegernos, de alcanzar la invulnerabilidad y de dejar de sufrir?

Pero ¿conocemos acaso el precio que deberemos pagar por tal abdicación? ¿Y merece realmente la pena?

¿Qué sucedería si dejásemos valientemente de someter nuestra conciencia? ¿Qué sucedería si así lo hiciésemos, aunque solo fuera unos instantes?

¿Quiénes seríamos?

¿Cómo nos sentiríamos internamente?

¿Cómo actuaríamos externamente?

No separación

Más que ningún otro en su época, Einstein atisbó profundamente la naturaleza del espacio, del tiempo, de la materia, de la energía, de la luz y de la gravitación, y también vio, con la misma profundidad, los efectos cegadores del deseo y del apego y la importancia de disolver lo que él llamó «la ilusión de la separación». Respondiendo a la carta de un rabino, que le había escrito pidiendo consejo sobre el modo más adecuado de explicar a su hija mayor la muerte de su hermana, una chica «inmaculada y hermosa de dieciséis años»,* Einstein respondió:

> El ser humano forma parte de una totalidad, llamada por nosotros «universo», una parte limitada en el tiempo y el espacio. Pero, en una especie de ilusión óptica de la conciencia, se experimenta a sí mismo, a sus pensamientos y a sus sentimientos, como algo separado del resto. Esta ilusión constituye una especie de prisión que nos circunscribe a nuestros deseos personales y al afec-

* *The New York Times*, 29 de marzo de 1972.

to por unas pocas personas cercanas. Nuestra tarea debe apuntar a liberarnos de esta prisión ampliando el círculo de nuestra compasión hasta llegar a abrazar a toda criatura viva y a toda la belleza de la naturaleza. Esto es algo de lo que nadie logra escapar completamente, pero esforzarse en conseguirlo es, en sí mismo, una parte de la liberación y el auténtico fundamento de la seguridad interna.

Me parece muy significativo que un gran físico como Einstein hable de liberación y de seguridad interna. Todo ello no hace sino subrayar lo claro que tenía que estamos contaminados por la ilusión de la separación, la separación de nosotros mismos, la separación de los demás y la separación entre el «yo» y el «tú», una división que genera mucho sufrimiento y la necesidad de protegernos de él cultivando la compasión.

Einstein miraba con los ojos de la totalidad y veía totalidades. Y también contemplaba la posibilidad de escapar de esa ilusión. Y su respuesta era... la compasión.

¿Podemos ver nosotros también con los ojos de la totalidad y ser conscientes de la prisión en la que acabamos encerrándonos, tanto a nosotros mismos como a los demás, cuando damos por sentada una separación que, en realidad, no existe? ¿Podemos también, como dice Einstein, expandir el círculo de nuestra compasión hasta «llegar a abrazar a toda criatura viva y a la totalidad de la belleza de la naturaleza»? ¿Y podemos incluirnos a nosotros mismos en el círculo de la compasión?

¿Por qué no?

Esta, después de todo, no es una filosofía, sino una práctica. Y esa práctica se denomina despertar de la ilusión, de la fragmentación, de la abdicación y de las creaciones derivadas de una percepción incorrecta. Y por más que se considere una liberación de lo que parece estar «separado», jamás hemos dejado de estar, de hecho y en el más profundo de los sentidos, inconsútilmente unidos a la totalidad. Ya estamos en casa, aquí, en este instante, en esta respiración, en este lugar.

*

¡Ah, dejar de estar separado,
sin distancia alguna
de las leyes de las estrellas!
¿Qué es lo interior,
sino un firmamento intensificado
surcado por miles de pájaros y profundo
como el viento que nos da la bienvenida?

RAINER MARIA RILKE

La orientación en el espacio y en el tiempo. Un homenaje a mi padre

¿Quién soy yo? ¿Dónde estoy? ¿De dónde vengo? ¿Adónde voy?

No, no estoy hablando, por más que lo parezca, del título de una pintura de Gauguin.

Todas esas son preguntas fundamentales. Podemos considerarnos afortunados si nos acordamos de apagar el horno después de haberlo utilizado y si seguimos recordando haberlo hecho al cabo de un rato, lo que no resulta tan sencillo. Pero difícilmente podemos considerarnos afortunados por saber lo que estamos haciendo, quiénes somos, dónde estamos o adónde nos dirigimos. Damos por sentadas cosas que realmente son milagrosas y dan sentido a toda nuestra vida.

Cuando la enfermedad de Alzheimer comenzó a despojar poco a poco a mi padre de su mente, me di cuenta de las muchas cosas que habitualmente damos por sentadas. Yo sabía, sin necesidad de pensar en ello, dónde estaba, adónde iba, de dónde venía y lo que haría a continuación, pero mi padre estaba perdiendo todas esas capacidades. Era como si, en su cerebro, estuviera abriéndose un enorme boquete, y el tiempo, el espacio y la causalidad fueron las primeras cosas que perdió.

Mi padre, Elvin Kabat, había pasado la vida trabajando en la Facultad de Medicina de la Universidad de Columbia. Durante los últimos veinte años de su vida laboral, sin embargo, se vio obligado a alternar, algo sorprendente para un hombre de su edad, entre su laboratorio de Nueva York y la supervisión de un proyecto en el National Institute of Health de Bethesda (Maryland) que consistía en compilar, actualizar y colgar de la red las secuencias moleculares de todos los anticuerpos conocidos y, posteriormente, de sus genes.

Un buen día, recibí una llamada telefónica de un colega suyo de Columbia que me contó que, al finalizar el almuerzo, mi padre le había dicho que se dirigía al aeropuerto para volver a Nueva York... ¡El problema era que ya estaba en Nueva York!

En esa época, sin embargo, mi familia y yo ya estábamos al tanto de lo que estaba sucediendo. La primera vez que me permití darme cuenta –o, por decirlo más claramente, la primera vez que ya no pude seguir negándome– de lo que le estaba ocurriendo tuvo lugar un buen día en el que, no sin cierto regocijo, me contó que, al hacer su declaración de renta (de la que, dicho sea de paso, siempre se había ocupado él), había solicitado a Hacienda el rembolso de los viajes entre Nueva York y Bethesda (algo que yo sabía que ya había cobrado). Recuerdo que, en el momento en que me di cuenta de que estaba confundiendo una deducción con un rembolso, me quedé de una pieza y sentí vértigo. Lo que le estaba pasando trascendía el simple hecho de no encontrar una palabra o de haber olvidado dónde había dejado las llaves.

¿Era cierto lo que estaba viendo? ¿Y, sobre todo, qué era lo que todo ello presagiaba para mi padre, cuyo propio mentor, el gran inmunólogo Michael Heidelberger, había vivido ciento tres años y hasta los ciento dos había ido a diario a su laboratorio para encontrarse con sus alumnos y escribir artículos científicos? Mi padre había expresado en numerosas ocasiones su deseo, al que se aferró con una intensidad cada vez mayor a medida que fue envejeciendo, de seguir haciendo lo que él denominaba «trabajo productivo» en su querido laboratorio. Dotado de una voluntad férrea y bendecido con un intelecto tan afilado como una espada, había dedicado su vida a la mente. Era catedrático de microbiología, profesor de otros tres departamentos y había recibido la Presidencial Medal of Science por su trabajo pionero en los campos de la inmunoquímica y la inmunología molecular. Era miembro desde hacía mucho tiempo de la National Academy of Sciences, impartía conferencias por todo el país y tuvo el coraje de enfrentarse casi a solas al juramento de lealtad que, durante la era McCarthy, quiso imponerse a todos los miembros del Public Health Service. También había boicoteado públicamente al National Institute of Health, al negarse a aceptar la entrada en su laboratorio de científicos financiados por el gobierno, el cual finalmente, según su versión al menos, acabó cediendo. Todavía recuerdo el día de mi infancia en que llegó a casa y abrió una botella de champán para celebrar el acontecimiento. Era un abanderado de la honestidad y de la conducta ética, y su principal mandamiento como científico –del que, por lo que sé, jamás se desvió ni un ápice– era dejar que los datos hablaran por sí solos.

Su laboratorio había publicado, en colaboración con colegas de todo el mundo, cerca de quinientos artículos científicos. También había sido coautor de un manual titulado *Experimental Immunochemistry*, del que se hicieron tres ediciones y llegó a convertirse en la «biblia» de su tiempo en la especialidad, y de otros libros técnicos que, pese a mi formación en biología molecular, todavía me parecen escritos en chino. Y ahí estaba ahora, confundiendo deducciones con rembolsos; preguntándome, cuando iba a visitarme, de quién era la casa; asegurándome, con cierta satisfacción, que mantenía una relación muy especial con la compañía telefónica con una convicción que casi llegaba a convencerme; contándome que, en cierta ocasión, había pasado un tiempo entre los pigmeos y que, al llegar a la aldea, descubrió que ya habían leído todos sus artículos y libros científicos, que estaban «encantados» de conocerle y que hasta la prensa se hizo eco de su visita. Pero cuando le pregunté dónde estaba África, me dijo que en Sudamérica. Así discurrían las cosas, saltando de un tema a otro hasta que, finalmente, perdió la coherencia, dejó de entender su propio trabajo y hasta tenía problemas para reconocer a sus amigos.

Pero independientemente de lo que ocurría mientras iba descendiendo poco a poco el telón de su memoria y de su conocimiento, yo abrazaba como un auténtico tesoro cada ocasión que pasaba con él. Me sentaba a su lado cogiéndole de las manos durante horas enteras. Él podía permanecer sentado durante mucho tiempo y era como si meditásemos juntos y cada uno estuviera, a su modo, presente. Lo más importante, sin embargo, era el simple hecho de estar juntos. Esa fue una época simultáneamente preciosa, dolorosa y exasperante.

También hubo momentos muy especiales. Recuerdo que, un buen día, mientras estábamos sentados en el jardín ante una empalizada detrás de la cual se elevaba un poste telefónico recortado sobre un fondo de arbustos y cielo al que solo llegaba un solitario cable (que, por cierto, debía descender al suelo por algún lugar oculto a nuestra vista), me dijo, como si nada: «Este es realmente el final de la línea».

¡Qué descripción más perfecta! Entonces me imaginé cómo hubiera titulado un imaginario fotógrafo esa imagen de nosotros dos sentados en un banco, contemplando el poste telefónico y el cable solitario que se hallaba ante nosotros. Perfectamente podría haberla titulado «El final de la línea», porque el hecho es que así fue, al menos para él.

En otra ocasión, refiriéndose al ir y venir de las ambulancias del centro de día al que acudía y podía ver desde su ventana dijo: «Cuando te mueres, te echan a patadas».

La pérdida de facultades mentales y corporales era, incluso para él, cada vez más evidente y, durante un tiempo, estuvo luchando hasta que, al final, tiró la toalla. Pero nunca, sin embargo, dejó de reconocer a su esposa, sus hijos y sus nietos. Al final, solo podía identificarnos por la voz en el teléfono. Cuando yo le llamaba y le decía «¡Hola, papá!», él me reconocía de inmediato sin confundirme con uno de mis dos hermanos, por más que nuestras voces sonasen muy parecidas, y su afectuosa bienvenida, «¡Hola, querido Jonny!», me llenaba de una mezcla agridulce de gratitud y tristeza.

El día en que murió estuve sosteniéndole en brazos durante horas, cantando sus canciones favoritas de Gilbert y Sullivan, las mismas que él me había cantado cuando yo era un bebé, pero con una nueva letra para transmitirle el mensaje de lo mucho que le quería, de lo mucho que le quería su familia y de que se estaba acercando el momento de la partida. También intercalé las canciones que, a lo largo de los años, había aprendido en las distintas tradiciones en las que había practicado, como el *Sutra del corazón*, en inglés y en coreano y largos períodos de silencio. Así fue como, con el rostro inundado en lágrimas, le canté «La forma no es diferente del vacío, el vacío no es diferente de la forma», sin perder, en ningún momento, una aguda conciencia de su entrecortada respiración. Horas después llegó su última exhalación, que suspendió nuestro abrazo, si bien seguí manteniéndole entre mis brazos sollozando durante mucho, mucho tiempo.

En los ocho largos años que duró esa ordalía en la que mi padre fue perdiendo lentamente el contacto con el mundo, fueron muchas las cosas que advertí que antes daba por sentadas.

Estaba presente, pero la suya era una presencia desconcertada y aturdida, que no tenía en cuenta el contexto de las cosas, ni la menor conciencia del pasado y del futuro que les otorgaba sentido. Estaba sencillamente bloqueado y, por más que tratara de transmitir algún concepto, este siempre se hallaba fuera del alcance de su mente y de su lengua. Podía hablar de cuestiones concretas, pero se frustraba apenas se veía obligado a emplear palabras como *sustancia* o *materia*, que tan integradas estaban en su vocabulario científico habitual. Con el paso del tiempo también fueron espaciándose las relaciones con quienes no pertenecían al entorno familiar inmediato. Pero su mundo emocional, sin embargo, permanecía intacto. Tras un espantoso período de frustración y angustia generadas por todas las dificultades mencionadas y su manifiesta incapacidad, a pesar de todos sus esfuerzos, por seguir con su vida y su trabajo cotidiano, fue tornándose cada vez más amable y bondadoso, al tiempo que más solitario y aislado en su propio mundo. Era feliz con cualquier muestra de atención. Eso era algo que, independientemente del reconocimiento social que había tenido, siempre le había gustado. Pero también se dio cuenta, casi hasta el mismo final, del respeto que los demás mostraban por sus preocupaciones e intereses, y podía discernir con suma claridad quiénes se le acercaban de manera rutinaria, quiénes le seguían simplemente la corriente y quiénes estaban siendo condescendientes.

La enfermedad de mi padre me reveló la importancia de desarrollar el espectro completo de nuestras capacidades mentales mientras todavía podemos hacerlo, sin dejarnos seducir por la apariencia de las cosas y tomarlas erróneamente por la realidad. Y aunque ese fue un error que jamás afectó a su faceta científica, sí que se vio obviamente, como todo ser humano, afectado por él.

Todos, en última instancia, necesitamos saber y, a menos que padezcamos la enfermedad de Alzheimer o alguna otra demencia, somos conscientes en todo momento de nuestra ubicación en el espacio y en el tiempo (aunque solo sea para saber que nos hemos perdido). Del mismo modo, todos necesitamos saber y permanecer en contacto con la sensación relativa de quiénes somos, de dónde (aquí) y cuándo (ahora) estamos y de ubicarnos a nosotros mismos en la corriente temporal del pasado y del futuro.

Nuestro sistema nervioso cumple, de un modo que todavía no entendemos muy bien, con esta función orientadora y suele desempeñarla sin problemas durante toda la vida. Pero no deberíamos dar erróneamente por sentado que se trate de una cualidad permanente. Por ello, el cultivo del mindfulness nos permite hacer el mejor uso posible de ello cuando todavía tenemos la oportunidad.

La escena con la que comienza la novela *El diagnóstico*, de Alan Lightman, evoca a la perfección la pérdida de esta función orientadora básica. En algún lugar entre la estación de metro de Alewife y su destino en el centro de Boston, un hombre de negocios olvida inexplicablemente quién es y dónde va. La pesadilla surrealista de perder la orientación («¿Dónde me dirigía esta mañana vestido para ir a trabajar? ¡Oh, claro! ¡Iba a la oficina, obviamente, como todos los demás pasajeros! Pero ¿dónde trabajo y qué es lo que hago?») sumerge de repente al protagonista en un malestar en el que todo, sin dejar de ser vagamente familiar, resulta por completo desconocido.

Vivimos sumidos en este tipo de fronteras. Pero, de algún modo, nuestro sistema de orientación funciona tan bien que nos preserva, al menos a un nivel convencional, de la patología y de la pesadilla. De hecho, las preguntas «¿Quién soy yo?» y «¿Dónde voy?» son cuestiones muy profundas, verdaderos *koans* zen* y es muy interesante no darlas por sentado y seguir formulándonoslas como parte de nuestra práctica meditativa regular. Y todo ello es especialmente interesante en el caso de que creamos saber las respuestas y no nos las formulemos para ir más allá del velo de las apariencias e historias que nos contamos a nosotros mismos que pueden estar ocultándonos la estructura profunda y las múltiples dimensiones

* El *koan* es una técnica utilizada en la enseñanza del zen, una especie de acertijo en forma de pregunta, afirmación o diálogo que uno trata de mantener en su mente durante la meditación, hasta llegar a comprender y responder sin necesidad de apelar a la mente pensante y discursiva, puesto que ninguna respuesta procedente del pensamiento será auténtica y adecuada a las circunstancias del momento. Ejemplos de *koans* son «¿Quién soy yo?», «¿Tiene un perro la naturaleza búdica?» o «¿Quién es el Buda?». En este sentido, casi cualquier circunstancia vital puede ser considerada como un *koan*. Por ello también podríamos, por ejemplo, preguntarnos «¿Qué es esto?» o incluso «¿Qué es el ahora?», y la respuesta sería diferente en cada momento. Lo único que se necesita para ello es que la respuesta sea auténtica y apropiada y que no proceda del pensamiento dualista. También hay que decir, por último, que las respuestas pueden ser no verbales.

y texturas de nuestra vida real. Porque lo cierto es que nadie sabe durante cuánto tiempo seguirá disfrutando de estas capacidades, durante cuánto tiempo tendrá la posibilidad de seguir viviendo, aprendiendo y desarrollándose.

Lo único que le quedó a mi padre, tras perder casi por completo la memoria y la comprensión, fue el amor de su familia, los vínculos profundos que había establecido con sus muchos y maravillosos amigos, colegas y discípulos dispersos por todas partes, y todo lo que había hecho y amado y lo que había entregado al mundo. Pero por más que estos sean los lazos que nos conectan con los demás y con el mundo, también son, a fin de cuentas, evanescentes y provisionales, y convendría, por tanto, reconocerlos, cultivarlos y disfrutarlos mientras todavía tenemos la oportunidad de hacerlo.

Quizás lo que más lamentemos sea no haber aprovechado la ocasión de disfrutar y respetar el momento presente tal cual es, especialmente en lo que respecta a la relación que mantenemos con los demás y con la naturaleza. Quizás esa sea la última orientación, tanto dentro del espacio como dentro del tiempo y, simultáneamente, más allá del espacio y del tiempo, una continuidad inconsútil que nos lleva a conocer –y amar– de manera experiencial, directa y no conceptual lo que es.

La realidad ortogonal. Una rotación de la conciencia

Los seres humanos somos, hablando en términos generales, exploradores y habitantes de la realidad convencional, es decir, del mundo que se halla «fuera de aquí», el mundo establecido y determinado por nuestros cinco sentidos habituales. Todos nos sentimos, dentro de ese mundo, en casa y, a lo largo del breve curso de la historia humana, hemos aprendido a adaptarlo a nuestras necesidades. Los avances realizados por la ciencia nos permiten comprender, de una manera cada vez más clara, la causa y el efecto en el mundo físico, al menos en el mundo físico newtoniano.

Pero aun dentro del ámbito estudiado por la ciencia –en sus bordes mismos, por así decirlo–, no está tan claro que entendamos la realidad subyacente, que parece perturbadoramente estadística, impredecible y misteriosa. Todavía seguimos sin saber, por ejemplo, las causas y el período de descomposición de un determinado evento radiactivo que tiene lugar en el núcleo de un átomo e ignoramos si el universo es finito o no lo es, si el tiempo existe o no existe, lo que sucede en el núcleo de un agujero negro, por qué el vacío tiene tanta energía o si el espacio es algo o, por el contrario, no es nada.

Sin embargo, en el ámbito de la realidad convencional propia de la experiencia cotidiana a la que aludíamos anteriormente, todos tenemos un cuerpo, todos nacemos, vivimos y morimos. Casi todos vivimos creyendo en la apariencia de las cosas y elaborando explicaciones cómodas sobre cómo son las cosas y por qué son así. Pero si nos dejamos caer por la pendiente del hábito y nos desconectamos del momento presente, nuestros sentidos acaban adormeciéndonos hasta que nos quedamos atrapados en el pensamiento y en la acción y alejados del dominio del ser y de la sensibilidad.

–¡Qué rostro tan hermoso! –le digo a mi esposa Myla, refiriéndome a la chica que acaba de pasar.

–¡Sí, siempre y cuando no tengas en cuenta su falta de expresividad! –me responde ella.

Todo depende, a fin de cuentas, de lo que estemos dispuestos a ver o a ignorar, de nuestra disposición a atracar nuestras percepciones en el muelle de la desatención y de asegurarlas bien con el cabo de no-mirar-sino-tan-solo-pretender-hacerlo.

No nos movemos nada mal en el mundo de la realidad convencional. Trabajamos, nos ganamos el pan, queremos a nuestros hijos, cuidamos de nuestros padres, hacemos lo necesario para seguir avanzando y quizás hasta aprendamos a *danzar*, como Zorba, frente a las terribles realidades existenciales que aquejan a la condición humana, como la angustia, el sufrimiento, la enfermedad, el envejecimiento, la muerte y «la catástrofe total» de Zorba. Entretanto, sin embargo, nos hallamos sumidos en una corriente de pensamientos, cuyos orígenes y contenido suelen escapársenos, que tiñen el momento presente y nos alejan de él, pudiendo llegar a ser obsesivos, repetitivos, inexactos, implacables y tóxicos. Con cierta frecuencia, además, nos vemos secuestrados por emociones que se encuentran más allá de nuestro control y que, como resultado de un daño anterior, real o percibido, pueden resultar muy perjudiciales tanto para nosotros como para los demás y hasta impedirnos ver claramente las cosas tal como son, por más abiertos que mantengamos los ojos.

Los momentos desagradables son inesperados y desconcertantes, por ello solemos descartarlos como aberraciones o impedimentos a la felicidad que siempre estamos buscando y a la historia que, en torno a ella, solemos elaborar. Esos momentos se nos escapan debido a nuestra falta de atención y, por ello mismo, se olvidan muy fácilmente. También podemos, por el contrario, en un intento de explicar por qué no podemos trascender nuestras limitaciones y nuestro karma, elaborar una historia igualmente tenaz sobre nuestros fracasos, nuestras inadecuaciones y nuestros errores, olvidarnos de que no es más que una historia que nos contamos a nosotros mismos y a la que nos aferramos desesperadamente como si de ella dependiera nuestra identidad y hasta nuestra supervivencia y esperanza, y acabar tomándola por la realidad misma.

También solemos olvidar que la realidad consensual convencional a la que llamamos condición humana es, en sí misma, inexorable y se halla sumamente *condicionada*, en el sentido pavloviano del término.

A consecuencia de nuestro persistente condicionamiento, nos encontramos a merced de las pautas habituales de identificación y rechazo de nuestra mente y no somos, por tanto, tan «libres» como solemos creer para hacer lo que nos venga en gana. Ni siquiera advertimos la capacidad potencial de ser libres en el sentido que Einstein o el Buda otorgaban al término. ¿Por qué? Porque ignoramos u olvidamos que no es necesario permanecer atrapados siempre en nuestras reacciones a los eventos, en nuestras decisiones habitualmente inconscientes de hacer esto o aquello, en relacionarnos de tal o de cual modo, en ver las cosas así o asá, en acercarnos a esto y en evitar aquellos condicionamientos, todos ellos, que se añaden a la inquietante sensación de que la vida es, muy a menudo, superficial e insatisfactoria y de que debe haber algo más, algo más profundo, algo más significativo, alguna posibilidad de sentirnos mejor dentro de nosotros mismos, independientemente de toda condición y de si las cosas son «buenas» o «malas», «agradables» o «desagradables».

Esta incomodidad, esta decepción y este descontento de fondo acaban llevándonos, en ocasiones, a creer, sin mencionarlo nunca, que eso es todo. Y esto es algo habitualmente muy confuso y opresivo..., que suena bastante a *dukkha*, más *dukkha* y mucho más *dukkha* (véase la segunda parte del volumen titulado *La meditación no es lo que crees*).

En el mismo momento, sin embargo, en que nos vemos obligados a investigar esa desafección, esa insatisfacción profunda, y nos preguntamos «¿Quién está sufriendo?», emprendemos una exploración de una dimensión de la realidad por completo diferente, una dimensión que nos brinda la posibilidad, anteriormente desconocida –aunque siempre disponible–, de liberarnos de la prisión limitada del mundo del pensamiento convencional. Nuestro mismo interés en liberarnos del sufrimiento y en no causar ningún daño innecesario e inconsciente se convierte entonces en una puerta de acceso para adentrarnos en una nueva dimensión de ser y en una nueva forma de vida expandida y centrada en la primacía de la relación y la interconexión.

Este proceso se experimenta como una especie de despertar de un mundo onírico y de abandono de un trance consensual. Entonces todo adquiere súbitamente muchos más grados de libertad y muchas más opciones para ver, responder y afrontar de manera incondicional y atenta cualquier situación que se nos presente, en lugar de dejar que sigan respondiendo los hábitos profundamente establecidos y condicionados. Esto se asemeja a la transición que conduce desde una dimensión bidimensional «chata» hasta una tercera dimensión espacial ortogonal a las otras dos. Todo parece entonces diferente, aunque las dos «viejas» dimensiones sigan siendo igual que siempre, solo que menos limitadoras.

Por ello, el simple hecho de preguntarnos «¿Quién está sufriendo?», «¿Quién es el que no quiere que suceda lo que está sucediendo?», «¿Quién tiene miedo?», «¿Quién está pensando?», «¿Quién se siente inseguro, no querido o perdido?» o «¿Quién soy yo?» genera una rotación en nuestra conciencia en una «dimensión» de la realidad ortogonal a la convencional que, aunque siga siendo tan convencional como siempre, se ve ahora enriquecida, por así decirlo, con «más espacio». Y no es necesario, para ello, cambiar absolutamente nada. Lo único que sucede entonces es que nuestro viejo mundo se torna de repente más grande y más real. Todo lo viejo parece entonces diferente, porque lo contemplamos bajo una nueva luz, bajo la luz de una conciencia que ya no se halla confinada a la dimensionalidad convencional de nuestro equipamiento mental.

Esto es algo que, como el cambio, está sucediendo de continuo. A menudo, nuestro esfuerzo por hacer que las cosas sean de un determinado modo y no de otro no hace más que obstaculizar el cambio y el crecimiento natural, lo que acaba *contrayendo* nuestra realidad y manteniéndonos atrapados en una mente y una visión condicionadas, impidiendo el desarrollo de posibilidades y dimensiones que proporcionan nuevos grados de libertad a nuestros paisajes interno y externo.

Cuando tiene lugar esta rotación de la conciencia y nuestro mundo se torna súbitamente más grande y más real, atisbamos lo que los budistas denominan realidad absoluta o última, una dimensión que, si bien trasciende todo condicionamiento, es capaz de reconocerla en cuanto asoma. Entonces es cuando nos adentramos en la conciencia, en el conocimiento que trasciende la diferencia habitual existente entre el conocedor y lo conocido.

Cuando moramos en la conciencia, descansamos en lo que podríamos denominar una *realidad ortogonal* más básica que la realidad convencional. Ambas se hallan presentes instante tras instante y, si queremos habitar y encarnar en plenitud nuestra auténtica naturaleza como seres sensibles, deberemos respetarlas a las dos por igual.

Esa dimensión ortogonal nos permite contemplar los problemas que por lo general aquejan a la realidad convencional bajo una nueva luz, una visión más amplia y espaciosa que la mentalidad egoísta y mezquina en la que solemos hallarnos inmersos. Desde ahí podremos enfrentarnos a las situaciones con una libertad, resolución, aceptación, creatividad, compasión y sabiduría anteriormente inconcebibles que trascienden con mucho las capacidades de la mente convencional.

Este universo más libre es uno de los muchos modos en que el mindfulness beneficia tanto a nuestra vida como al mundo (en cuyo caso, puede implicar una rotación en la conciencia de muchas personas durante un período relativamente breve). Este tipo de cambio arroja una nueva luz sobre la naturaleza de una situación difícil, en toda su complejidad y en toda su simplicidad, y nos abre a dimensiones, grados de libertad y posibilidades diferentes... que alientan una nueva comprensión y una acción más sabias y curativas. Son muchas, en suma, las ventajas de una visión realmente ortogonal. Esta es una de las muchas ventajas del mindfulness: comprender lo más fundamental y lo más importante y lo que, con demasiada frecuencia, olvidamos o perdemos. No es que la realidad convencional esté «equivocada», sino que es incompleta. Ahí radica la fuente de nuestro sufrimiento y la posibilidad también, por tanto, de liberarnos de él.

Nosotros no somos, en modo alguno, ajenos a estas transformaciones ortogonales. El verdadero perdón, como reiteradamente ilustra Aaron Lazare en su libro *On Apology*, es capaz de disolver el rencor, el resentimiento, la humillación, la culpa y la vergüenza de los implicados y conducir de inmediato a la curación, el perdón y la expresión del amor y del respeto entre las personas e incluso entre las naciones implicadas. No es de extrañar que, en tal caso, ocurra –como sucede con cierta frecuencia– lo que hasta hace solo unos instantes parecía improbable o incluso completamente imposible. Entonces nos damos cuenta de que la transición que antes se nos antojaba inalcanzable resulta accesible. En este sentido, la felicidad que sigue al perdón es ortogonal al sufrimiento que le antecede. Y si bien siempre se halla presente como realidad potencial, es necesario, para que finalmente se revele posible, experimentar una rotación en nuestro paisaje mental. La experiencia de este tipo de transiciones cura las heridas, perdona las injurias y posibilita la emergencia, de forma aparentemente mágica, de nuevas comprensiones y reconciliaciones y de una mente y un corazón más espaciosos.

Instituciones ortogonales

También las instituciones y las naciones pueden, como las personas, experimentar un giro de la conciencia. Precisamente por ello la visión actual de la esclavitud difiere tanto de la que teníamos hace tan solo un par de siglos. Lo mismo sucede con nuestra visión del género, de los derechos de la mujer y del acoso laboral, y ya no ocultamos a un paciente el diagnóstico de cáncer, como tiempo atrás, para no preocuparle. Todos estos ejemplos ponen de manifiesto una transformación de nuestra conciencia, un cambio en nuestro modo de entender y valorar las cosas y en el modo de encarnar esa comprensión en el mundo, es decir, en el modo de actuar. Los cambios en el orden social suelen ser el fruto de la intensa actividad de muchas personas indignadas que exigen cambios internos o externos y que no tienen empacho alguno en expresar en voz alta verdades que pueden resultar molestas, llegando incluso, en ocasiones, a estar dispuestas a morir por su causa. Resulta muy improbable, por otra parte, que la inercia y los intereses creados en el mantenimiento de un determinado *statu quo* individual o institucional posibiliten el esfuerzo necesario para promover un cambio ortogonal. Cuando nuestra mente, sin embargo, experimenta un cambio, cambia también correlativamente nuestra visión, momento en el cual las personas descubren la posibilidad de curar pasados errores, corregir situaciones problemáticas, tornar más democrática la democracia o garantizar la igualdad de oportunidades y de derechos humanos básicos, cosas muy interesantes que antes no solo parecían imposibles, sino hasta inconcebibles. Los avances realizados por nuestra sociedad y sus instituciones ilustran a la perfección estos cambios de conciencia que tienden a encarnar de un modo cada vez más adecuado los valores humanos para que todo el mundo pueda actualizar capacidades desconocidas virtualmente infinitas, vivir en paz y experimentar el bienestar, libres de todo daño interno y externo.

Como ya hemos dicho en el capítulo anterior, una institución ortogonal es una institución que ha experimentado un cambio de conciencia y que, sin dejar de existir en el espacio en que antes se movía, ha logrado acceder a una nueva dimensión, en la que, al mismo tiempo, cada vez son más los elementos convencionales que participan de la realidad mayor.

En este sentido, aportar una mayor conciencia a nuestro trabajo o a nuestra familia puede abrir la puerta para que nuestro trabajo o nuestra familia experimenten una transformación ortogonal y coordinen también los sistemas en los que las cosas tienden a operar. Así es como los paisajes interno y externo acaban integrándose en una totalidad indivisa e inconsútil que posibilita la presencia de nuestra inteligencia, al tiempo que permite que nuestra acción, sea la que sea, se origine en nuestro ser y, por ello mismo, en nuestra sabiduría y capacidad innata para la acción compasiva y sabia, por más que nos hallemos frente a conflictos internos o externos o ante grupos que sostienen visiones divergentes y hasta diametralmente opuestas a las nuestras. También en este caso abundan las posibilidades insospechadas de inclusividad y opciones de beneficio mutuo que reflejan nuestro compromiso con una sabiduría mayor. A pesar de ello, sin embargo, se requiere un gran coraje para implementar esta profunda visión.

La Clínica de Reducción del Estrés y el MBSR siempre han aspirado, desde sus orígenes,* a convertirse en una institución

* En el año 1969, se me ocurrió la expresión «institución ortogonal», en plena guerra de Vietnam y la Guerra Fría, como estudiante de posgrado en el MIT y cofundador del Science Action Coordination Committee (SACC), para tratar de que la comunidad (que tiende a estar familiarizada y valorar palabras tales como *ortogonal*) entendiese que la institución necesitaba asumir la responsabilidad de los usos y abusos de la ciencia en cuanto al desarrollo de tecnologías cada vez más sofisticadas para matar a seres humanos, muy bien incentivadas por el dinero de las subvenciones del Departamento de Defensa. Fue un intento de catalizar un «giro de conciencia» por parte de la institución en su conjunto, no solo del MIT, sino de todas las instituciones científicas, en lo referente a la investigación relacionada con la guerra, para que pudieran tener una nueva visión de las consecuencias sociales y políticas de sus actividades intelectuales y académicas. Para más información sobre este particular, véase el libro *The Day They Closed the Labs*. A los estudiantes se nos decía a menudo que debíamos hacer algo constructivo con nuestra educación, en lugar de tratar de «destruir» las venerables instituciones existentes, lo cual, por supuesto, nunca fue nuestro objetivo. Diez años después,

ortogonal que proporcione al ámbito de la medicina convencional los métodos y las perspectivas del mindfulness y un enfoque de la salud y de la curación que tenga en cuenta los enfoques corporales y mentales. La unificación, en el año 1979, de los mundos de la medicina y de la meditación, por no decir nada de la inclusión del yoga, fue, bien podemos decirlo, una integración entre visiones que habían estado desconectadas en el pasado. Desde el punto de vista de la medicina de esa época, la meditación podía haber sido fácilmente descartada como un enfoque acientífico despojado de todo valor práctico e incluso, en ocasiones, francamente negativo o, como yo a veces decía con sarcasmo: «Los bárbaros están a las puertas, a punto de destruir los edificios erigidos con tanto esfuerzo de la atención sanitaria y de la medicina basada científicamente e incluso de nuestra civilización occidental». Pero la visión ortogonal asumida por el MBSR e inherente al mindfulness permitió una coexistencia con la medicina que acabó revelando gradualmen-

---

el MBSR fue un intento por mi parte de hacer precisamente eso, es decir, crear una institución ortogonal en el seno de la medicina y el cuidado de la salud en el Centro Médico de la Universidad de Massachusetts, con el fin de comprobar si podría tener un efecto transformador en la forma en que se practicaba la medicina, incluyendo la participación de las personas con problemas médicos crónicos para que contribuyesen a su propia trayectoria en pos de mayores niveles de bienestar y salud mediante un entrenamiento bastante riguroso en el mindfulness a modo de complemento a lo que sus médicos hacían por ellos. En la medida en que el MBSR ha contribuido a generar una mayor confianza (y a una mayor evidencia) en el valor de este abordaje, ha demostrado, de hecho, en los últimos cuarenta años, que la función ortogonal ha sido bastante eficaz y ha contribuido a transformar la mentalidad y las prácticas de la propia medicina.

te lo mucho que ambos ámbitos tenían en común y el modo en que podían emplearse para ampliar la oferta de tratamientos, para que un abanico más amplio de pacientes pudiera participar de manera más clara y tangible en su propia salud, curación y bienestar.

Externamente considerada, la Clínica de Reducción del Estrés se asemeja a cualquier otra clínica. Tiene un nombre y una ubicación y hay señales en los pasillos del departamento de medicina que conducen hasta ella. También hay folletos que hablan de ella, facturas con su membrete y tiene un gerente, un director adjunto, un administrador y un equipo de recepcionistas e instructores. Al principio utilizábamos oficinas, armarios y salas que estaban en desuso y pasamos mucho tiempo sin disponer de un espacio propio y viéndonos obligados a usar como aulas la sala de conferencias y la sala de libros antiguos de la biblioteca de la facultad de medicina. Con el paso del tiempo, sin embargo, conseguimos nuestro propio espacio, compuesto de recepción, consulta, aula y varias habitaciones en las que podemos mantener entrevistas privadas con los pacientes que nos derivan desde otros departamentos. En cualquiera de los casos, siempre ha funcionado como un departamento más del hospital, ya que factura como una clínica, paga a sus empleados como una clínica, el hospital lo considera una clínica y, como cualquier otra clínica, atiende a pacientes remitidos por los demás departamentos.

Todos nuestros pacientes, tanto los que acuden para una cita programada como los que lo hacen para someterse a una entrevista de evaluación o para asistir a clase, están adentrándose, en un sentido muy real, en otra realidad, aunque siga tratándose, obviamente, de una realidad convencional. Y es que, aunque en ese momento todavía no lo sepan, están a punto de ser invitados a experimentar una transformación que puede expandir su conciencia hasta dimensiones insospechadas en el pasado. Porque la Clínica de Reducción del Estrés no es tan solo un departamento más del hospital, sino otro planeta ubicado en un universo completamente ortogonal, esto es, el universo del mindfulness, el universo de la plenitud y de la encarnación del despertar.

Tal vez por ello nuestros pacientes tiendan a sentir, desde el mismo comienzo, algo diferente. Los trabajadores de nuestro departamento siempre han tenido, sin que para ello hayan debido satisfacer ningún requisito especial, el compromiso implícito de permanecer lo más atentos que puedan, el compromiso de estar presentes, de escuchar, de ser amables, de explicar con la mayor claridad las cosas que pueden explicarse sin dejar de ser, al mismo tiempo, muy explícitos acerca de lo que no puede explicarse y de encarnar prácticamente, instante tras instante y día tras día, lo que cualquier hospital querría de sus empleados. Y es que, por más que se trate de algo muy normal y muy corriente, también es, al mismo tiempo, nada normal y nada corriente.

Con independencia de la función que desempeñemos, todos los trabajadores de la Clínica de Reducción del Estrés también hemos querido, desde el mismo comienzo, mantenernos fieles a los principios hipocráticos y considerar a cualquier persona que se acerque a nosotros no tanto como un paciente sino como un ser humano capaz, por tanto, de un aprendizaje y un desarrollo ilimitados. Para ello es imprescindible aplicar el mindfulness y prestar una atención sostenida, abierta y empática a todos los aspectos de nuestro trabajo, sin agendas ocultas que obstaculicen la relación con nuestros pacientes y esforzándonos en alentar su compromiso con las distintas prácticas meditativas y su capacidad para influir directamente en su vida.

También es preciso no tratar de vender nada a nadie, renunciando a todo intento de forzamiento para que sean los mismos pacientes quienes tomen la decisión de emprender o no el programa. Para ello hay que permanecer durante las entrevistas con los pacientes lo más abiertos posible, escuchando con mucha atención su relato de lo que les ha llevado a la clínica, y explicarles, cuando llega el momento, la importancia que, en su caso, puede tener el programa, lo que pueden esperar de él y por qué motivo el entrenamiento relativamente intenso en la meditación mindfulness puede ser importante para su situación particular.

Desde el mismo comienzo, pues, presentamos el MBSR como un gran desafío y subrayamos que la participación en el programa implica un cambio de estilo de vida, y que, en el caso de asumirlo, deben comprometerse a asistir a clase una vez por semana durante ocho semanas, participar también en un retiro de un día en silencio durante la sexta semana y practicar a diario seis días por semana, durante cuarenta y cinco minutos, siguiendo las instrucciones contenidas en diferentes dispositivos de audio, como, por ejemplo, cedés o aplicaciones digitales. A menudo me escucho diciéndoles que las prácticas en casa no tienen por qué *gustarles*, pero que, a pesar de ello, lo único que tienen que hacer es dejar a un lado provisionalmente las críticas y limitarse a seguir nuestras indicaciones. Ya llegará el momento, cuando hayan pasado las ocho semanas, de decidir si les ha resultado o no beneficioso. Lo único que deben hacer entretanto es asistir a las clases y seguir practicando (aunque en ocasiones utilizo un lenguaje más expresivo para subrayar este punto). Y, durante ese período, lo único que deben hacer es seguir practicando y asistiendo a las clases. Con independencia de que un determinado día les guste más o menos la práctica, deben seguir practicando.

También suelo decir que, de la misma manera que en ocasiones los bomberos tienen que iniciar un fuego para apagar otro mayor, tal vez descubran que al comenzar el programa de reducción del estrés se sienten más estresados que antes de emprenderlo, y que, independientemente de lo que podamos decirles con respecto a la práctica meditativa, no tendrán la menor idea de lo que es hasta que la lleven a cabo. Asimismo insistimos en que, sea cual sea el diagnóstico y la magnitud e intensidad de la catástrofe por la que estén atravesando, las cosas siempre funcionan, desde nuestra perspectiva, mejor de lo que parecen. Por ello, la invitación básica consiste en empezar a trabajar juntos durante un período de ocho semanas, poniendo toda la carne en el asador, permaneciendo muy atentos a lo que suceda y dejando que el equipo médico se ocupe, en caso necesario, de los problemas que puedan presentarse. Finalizadas las entrevistas iniciales, el paciente decidirá si sigue o no adelante.

Nadie está, pues, obligado a asistir al programa y solo lo emprende quien realmente quiera llevarlo a cabo. En última instancia, las personas expresan sus decisiones de manera concluyente con los hechos. No es tampoco infrecuente que digan que, antes de acudir a nuestra clínica, jamás se habían sentido tratados por el sistema sanitario con tanta atención y respeto hacia su capacidad de conectar con los recursos corporales y mentales internos necesarios para afrontar cualquier aspecto de la catástrofe completa.

Hay que decir que la mayoría de nuestros pacientes deciden seguir adelante con el programa. Tal vez al comienzo no sepan muy bien en qué consiste, pero se sienten bien cuando son tratados de manera atenta y considerada, sin condescendencia ni intimidación alguna. Todo el mundo, a fin de cuentas, se siente bien cuando es tratado como una persona capaz, cuando siente que los otros confían en que puede asumir el trabajo más duro del mundo, cuando, independientemente de lo mucho que se le exija, también siente que se confía en sus capacidades y en su inteligencia intrínseca. En la actualidad, son más de 26.000 las personas que han pasado por el programa de MBSR en la Universidad de Massachusetts, y asimismo en otras partes del país y en el resto del mundo se cuenta por miles las personas que han participado en él.

A veces bromeamos entre nosotros diciendo que, dado el ritmo, la intensidad y las exigencias del entorno en el que nos hallamos inmersos y las presiones que acompañan al hecho de trabajar con un flujo interminable de personas que sufren, sin olvidar las tareas y proyectos que debemos llevar a cabo para que las cosas funcionen tan bien como en cualquier otro entorno laboral, tal vez hubiéramos debido bautizar a nuestro centro Clínica de Producción del Estrés Basado en la Distracción. Pero el compromiso, tanto de los instructores como del personal, de considerar el trabajo como una práctica y de aplicar el mindfulness en cualquier momento, y no tan solo en el aula, nos nutre y nos proporciona infinitas ocasiones para cobrar conciencia de lo muy desatentos e identificados que solemos estar. Considerar el trabajo como una práctica nos alienta una y otra vez a volver a comprometernos en la transformación de nuestra conciencia, a encarnar el mindfulness y el desapego, a estar completamente presentes, sin importar lo que ocurra en un momento o en un día determinado, y a enfrentarnos de forma abierta y con una gran dosis de humor a lo que se requiera de nosotros.

Bien podríamos denominar a esta orientación el *Tao del trabajo*. Nada hay que pueda ser más desafiante ni más satisfactorio. Y puesto que todo, en última instancia, se basa en el no hacer, tampoco es preciso hacer nada para que florezca. Pero por más que no hagamos nada, nada –como en la vía del Tao– se deja sin hacer. Esta es la actitud y la perspectiva fundamental. Además, obviamente, también debemos esforzarnos mucho en encontrar el equilibrio justo entre hacer y no hacer, porque, como paradójicamente han descubierto todas las personas que se han comprometido con el trabajo del MBSR, son muchas las cosas que hay que tener en cuenta para responder a las distintas demandas y exigencias que conlleva el funcionamiento de una clínica de reducción del estrés en un entorno hospitalario y establecer las condiciones más adecuadas para la no acción, sobre todo ante la mirada de quienes pueden no entender los beneficios de la ortogonalidad.

Resulta paradójico, habida cuenta de que los hospitales en principio trabajan con estas cualidades, que la conciencia, la intencionalidad y la amabilidad suelan ser tan ajenas al entorno hospitalario. El mismo término «hospital» significa hospitalidad y acogida. Pero aunque nadie lo *pretenda*, lamentablemente todavía es demasiado habitual que, en el entorno hospitalario y en el mundo del cuidado de la salud, el paciente no sea atendido, escuchado ni respetado de la forma adecuada. Y es que, por más maravillosas que sean las personas, el sistema también puede fracasar.

El mundo está pidiendo a gritos instituciones ortogonales coexistentes con las actuales, o ramas nuevas que sean ortogonales con el entorno mayor en el que se inscriben. Pero eso es algo que ya existe... En el mismo momento y lugar en que las personas encarnan los principios del cuidado en aras de un bien mayor, se interesan en profundidad en lo que deben hacer para conseguirlo y se ocupan de ello externa e internamente, puesto que, a la postre, toda separación entre exterior e interior es una mera designación convencional.

Una investigación sobre la curación y la mente

Imaginen a una mujer que padece de psoriasis en el pie prácticamente desnuda dentro de una cabina cilíndrica cuyo interior está forrado de lámparas ultravioleta verticales de casi dos metros de altura formando un círculo. Para protegerla del daño que podría provocar la exposición directa a los rayos ultravioleta, lleva los ojos cubiertos por unas gafas oscuras y una funda de almohada en la cabeza (sus pezones también están cubiertos, y lo mismo se hace con los genitales de los hombres que se someten a ese tratamiento). Unos ventiladores se encargan de renovar el aire de la consulta, ubicada en el sótano del centro médico. La cabina está abierta por la parte superior, de modo que, cuando se encienden las luces de la cabina y la paciente se encuentra en su interior, la habitación entera se ve iluminada con una extraña incandescencia violácea. La intensidad es muy elevada e irradia toda la superficie del cuerpo que no se halla cubierta con una potente luz ultravioleta de una longitud de onda cuidadosamente seleccionada.

El tratamiento se conoce con el nombre de fototerapia. Para impedir que la piel se queme, el paciente se somete a tratamiento tres veces por semana durante muchas semanas, al tiempo que se va aumentando gradualmente la duración de la exposición, desde cerca de treinta segundos al comienzo hasta diez o quince minutos al cabo de varias semanas, dependiendo del tipo de piel del paciente, siendo la blanca la más sensible de todas ellas. Con el paso del tiempo, las grandes manchas rojizas e inflamadas de la piel de los pacientes de psoriasis empiezan a asemejarse a la piel de las personas normales. El tratamiento concluye cuando las manchas escamosas desaparecen y el aspecto de la piel recupera la normalidad.

Pero el tratamiento no es una cura definitiva, porque las antiestéticas manchas pueden volver a presentarse. Con excepción de que el estrés psicológico sea uno de los desencadenantes de la recurrencia, son muy pocas las cosas que sabemos sobre la predisposición genética, las causas primarias y la biología molecular de la psoriasis, pero en cualquiera de los casos consiste en una manifiesta y descontrolada proliferación celular de la capa epidérmica. En modo alguno se trata de un cáncer, porque las células de rápido crecimiento no invaden otros tejidos y la enfermedad tampoco provoca problemas sanitarios ni pone en peligro la vida del sujeto. Hay ocasiones, sin embargo, en las que la psoriasis va acompañada de una desfiguración que resulta psicológicamente muy debilitante. En tales casos, el hecho de tener una piel diferente y de no poder ocultarlo supone una pesada carga social y una gran vulnerabilidad que el sujeto puede experimentar como si de la peste se tratara. El gran novelista John Updike ha captado perfectamente, como solo puede hacerlo un escritor de su talla que conoce por experiencia propia lo que está diciendo, lo molesta que puede ser esta aflicción.

> 31 de octubre. Durante mucho tiempo he sido alfarero, soltero y leproso. Pero no es que padezca exactamente la lepra, porque lo que la Biblia denomina lepra probablemente sea esta enfermedad que tiene un nombre griego tan extraño que hasta me resulta difícil de escribir. La forma que asume la enfermedad es la siguiente: manchas, placas y avalanchas de un exceso de piel, creada por la dermis a causa de algún pequeño y persistente error en las instrucciones metabólicas, que se expande lentamente hasta acabar cubriendo la superficie del cuerpo como el liquen una tumba. Mi cuerpo es plateado y escamoso y deja un rastro de copos ahí donde descansa. Cada mañana tengo que limpiar la cama con el aspirador. La piel me tortura, pero no siento ningún dolor, ni siquiera comezón. Los leprosos vivimos mucho tiempo, porque, dejando nuestra enfermedad a un lado, somos paradójicamente sanos. También somos muy lujuriosos, aunque reacios a amar y poseemos una visión muy aguda, pero nos repugna vernos a nosotros mismos. El nombre de nuestra enfermedad, espiritualmente hablando, es el de humillación.
>
> 1 de noviembre. El médico silba cuando me quito la ropa. «¡Vaya, vaya! ¡Todo un caso!» [...]. Advierto que el suelo de su

consulta está lleno de escamas. «¡Parece que no soy el primer leproso que pasa por aquí! ¡Finalmente, no estoy solo...!» Cuando me quito la ropa, una lluvia de escamas plateadas cae al suelo. Él las llama, profesionalmente, «escamas», pero para mí no son más que porquería.

JOHN UPDIKE,
«Journal of a Leper», *New Yorker*, 1976

Me enteré del uso de la fototerapia para el tratamiento de la psoriasis un buen día, a comienzos de la década de los 1980, durante un retiro celebrado en el departamento de medicina. A la hora de comer me senté junto a un amable joven que resultó ser el doctor Jeff Bernhard, jefe del departamento de dermatología. Entonces empezamos a hablar y, cuando se enteró de que dirigía la Clínica de Reducción del Estrés y enseñaba a los pacientes técnicas de meditación budista (aunque, como en ocasiones agrego, «despojadas de budismo»), me preguntó si conocía el libro *Mente zen, mente de principiante*, de Shunryu Suzuki.

A mí me sorprendió que lo hubiera leído y mucho más que le hubiera gustado, de modo que empezamos a hablar de meditación y de zen y del modo en que enseñábamos a nuestros pacientes los rudimentos y lo que considerábamos la esencia del entrenamiento y de las prácticas de las que hablaba Suzuki (adaptadas, claro está, al entorno secular del hospital de una cultura como la nuestra). Entonces me preguntó si creía que podríamos ayudar a relajarse a sus pacientes de psoriasis para soportar más fácilmente el tratamiento que recibían en la clínica de fototerapia.

Luego pasó a describir la enfermedad y su tratamiento de un modo mucho más exacto que lo que yo acabo de hacer, subrayando que, para sus pacientes, la fototerapia era, por razones muy diversas, una experiencia bastante estresante. En primer lugar, debían acudir al hospital tres veces por semana para recibir un tratamiento muy breve, mucho más breve, en ocasiones, que el tiempo que invertían en encontrar un lugar para estacionar su automóvil. Luego debían desvestirse y untarse el cuerpo de aceite (algo, por cierto, bastante desagradable), colocarse las gafas oscuras, cubrirse la cabeza con la funda de almohada y permanecer desnudos en el espacio cerrado de una cabina muy calurosa y llena de aire viciado en medio del ruido de los ventiladores, exponer su piel al efecto de las luces, ducharse o, como hacían muchos, vestirse sin ducharse y volver de nuevo al coche. El tratamiento solo era posible en las horas diurnas, de modo que la obligación de asistir tres veces por semana durante tres meses era un problema que alteraba por completo la rutina de su vida cotidiana, especialmente en el caso de que el paciente trabajase. Y, por otra parte, la forma en que se daba el tratamiento impedía que el paciente se distrajese leyendo, por ejemplo, una revista, como suele ocurrir en otros tratamientos. Todo tenía, pues, un aire indigno y opresivo.

¿Podría acaso lo que estábamos haciendo con nuestros pacientes de la Clínica de Reducción del Estrés servir –me preguntó entonces Jeff– para que los pacientes que se sometían a fototerapia estuvieran más relajados y pudiesen enfrentarse más adecuadamente al estrés provocado por ese tratamiento? Jeff estaba preocupado por la tasa de abandono del tratamiento y la irregularidad con la que asistían muchos de sus pacientes, aun antes de que su piel recuperase su apariencia normal. Y es que, tratándose de una enfermedad que no ponía en peligro la vida y de que la motivación fundamental del tratamiento era de orden estrictamente estético, tampoco tenían muchos incentivos para sufrir todas las incomodidades que implicaba. Además, y para empeorar las cosas, su efecto no era permanente, sino tan solo provisional.

¿Contribuiría la meditación –se preguntaba Jeff– a tornar menos molesta la experiencia y aumentar, de ese modo, la motivación de sus pacientes para continuar hasta el final?

Mientras decía eso y yo imaginaba lo que él estaba describiendo, las bombillas (sin intención de hacer ningún juego de palabras) empezaron a encenderse dentro mi propia cabeza. Mi respuesta fue afirmativa. En mi opinión, era posible enseñar a los pacientes técnicas para que pudiesen relajarse mientras se hallaban en la cabina y, de ese modo, superar los aspectos desagradables del tratamiento. Me parecía una situación perfecta para instruirles en la práctica de la meditación erguida en la que debían permanecer mientras se sometían al tratamiento. Podíamos enseñarles a meditar prestando atención a la respiración, a meditar en la escucha, a meditar en la sensación provocada por la luz sobre la piel y a meditar en la observación de una situación mentalmente estresante. En definitiva, podíamos enseñarles un amplio espectro de prácticas atencionales perfectamente adaptadas a la situación que podían ayudarles a permanecer atentos instante tras instante dentro de la cabina. No me cabía la menor duda de que el ejercicio de la capacidad atencional podía ayudar a muchos de los pacientes a relajarse y a tolerar mejor el tratamiento, y quizás, de ese modo, podían neutralizarse algunos de los aspectos que explicaban la elevada tasa de abandono.

Pero también podíamos –proseguí– aventurarnos a investigar el modo en que la mente influye en la curación, porque el paradigma de la fototerapia es un proceso curativo que podemos ver, fotografiar y rastrear a lo largo del tiempo. ¿Por qué no adiestrar, pues, a los pacientes de psoriasis en métodos basados en el mindfulness y llevar a cabo un experimento controlado destinado a determinar el efecto de la actitud mental sobre la recuperación cutánea? Para ello debíamos dividir a los sujetos en dos grupos. En uno de ellos, los pacientes se dedicarían a meditar siguiendo las indicaciones de una grabación de audio especialmente diseñada para su caso mientras permanecían de pie en la cabina. Los pacientes del grupo de control, por su parte, seguirían el tratamiento habitual sin recibir ningún tipo de instrucciones. También propuse, en un intento de aprovechar la ocasión, incluir en los estadios posteriores del adiestramiento meditativo una práctica en la que los sujetos visualizasen una mejora del estado de la piel en respuesta a la luz ultravioleta, cuando las sesiones fuesen más largas y los implicados tuvieran más tiempo para seguir las instrucciones.

Así fue como emprendimos un estudio piloto cuyos resultados pusieron claramente de relieve una curación más rápida de la piel en el grupo de meditadores. Con este alentador indicio, para convencernos de que no era fruto de la casualidad, emprendimos el experimento con muchos más pacientes, siguiendo un protocolo más riguroso y en el que empleamos diferentes métodos para que un par de dermatólogos, que ignoraban cuál de los dos grupos era el de los meditadores, valorasen de manera independiente el estado y el proceso de mejora de la piel de los pacientes basándose exclusivamente en sus fotografías.

De nuevo, en esta ocasión, descubrimos que los meditadores se curaban más rápidamente que los pertenecientes al grupo de control, una diferencia que, según el estudio estadístico que llevamos a cabo, era cuatro veces superior.*

Mientras hacíamos este experimento, Bill Moyers estaba rodando un documental en la Clínica de Reducción del Estrés para un programa de la PBS que se llamaría *Healing and the Mind*. Resultaba ciertamente frustrante estar realizando una investigación al respecto y no poder, sin embargo, hablar de ella, porque no quisimos darle ninguna publicidad que influ-

* J. Kabat-Zinn, E. Wheeler, T. Light, A. Skillings, M. Scharf, T.G. Cropley, D. Hosmer y J. Bernhard, «Influence of a Mindfulness-Based Stress Reduction Intervention on Rates of Skin Clearing in Patients with Moderate to Severe Psoriasis Undergoing Phototherapy (UVB) and Photochemotherapy (PUVA)», *Psychosomatic Medicine* 60 (1980), págs. 625-632.

yese en los resultados y dificultase su interpretación hasta haberla concluido. Y lo que es más importante, tampoco queríamos analizar los datos hasta haber recopilado los resultados de un número lo suficientemente grande de participantes, de modo que, por aquel entonces, ignorábamos los resultados. El hecho es que solo tuvimos los datos suficientes cuando el documental había sido ya grabado.

Una vez que el estudio fue publicado, pudimos hablar públicamente de él y de lo que parecía sugerir sobre los efectos que tenía la mente en el proceso de curación o, al menos, en un proceso concreto de curación.

El hecho de que los pacientes que pertenecían al grupo de meditadores se curasen mucho más rápidamente que los del grupo de control llevó a muchos profesionales a preguntarse «¿Qué hay en esa grabación?», como si en el audio hubiera algo especial que pudiese explicar los resultados. Pero lo cierto es que la grabación era muy ordinaria y solo contenía instrucciones sobre el mindfulness y la visualización, puntuadas por breves períodos de silencio, hasta el punto de que, en ocasiones, decía irónicamente que, en la grabación, no había nada más que silencio y alguna que otra instrucción sobre cómo permanecer en silencio y hacer uso de él. Pero esto solo es cierto teóricamente porque, en la práctica, eran necesarias muchas instrucciones que, por cierto, abarcaban diferentes aspectos de la práctica de la meditación, para que los sujetos pudiesen permanecer quince minutos en silencio (sin clases, instructores, ni tarea alguna que realizar).

De hecho, las instrucciones contenidas en la grabación versaban en torno al cultivo de un silencio interno profundo y abierto en el que los sujetos podían exponerse a la situación de la cabina con una atención plena y con completa presencia de la mente y el cuerpo, permitiendo que la luz hiciera su trabajo.

Dado que tanto la enfermedad como el tratamiento estaban relacionados con la piel, era natural que las instrucciones girasen en torno al cultivo de una conciencia acrecentada y sostenida del envoltorio corporal que es la piel, sentirla «respirar» y sentir también todas las sensaciones asociadas, como el calor y el roce del aire movido por los ventiladores, bañando la piel de todo el cuerpo.

Y, aunque solo se trataba de una investigación preliminar que requería replicación y mucha más investigación, los resultados abrieron una puerta para que otros dermatólogos reproduzcan y amplíen nuestro estudio más allá de lo que nosotros fuimos capaces de hacer, en especial teniendo en cuenta que hoy en día disponemos de nuevas tecnologías moleculares.

El resultado de esta investigación refleja, en mi opinión, una capacidad potencial del ser humano que hemos visto reiteradas veces y de maneras diferentes en la Clínica de Reducción del Estrés y que alienta a nuestros pacientes a convertirse en participantes activos de su tratamiento médico y del cuidado de su salud.*

* El correo que me remitió Margaret Donald, citado en el prólogo, es un ejemplo de ello.

Esta participación activa de los pacientes en el cuidado de su salud, tanto cuando permanecen a solas en la cabina como cuando están meditando durante el programa MBSR, constituye, a mi entender, un claro ejemplo de lo que bien podríamos denominar *medicina participativa*,* en la que el paciente también tiene, junto al médico, una responsabilidad y un papel que desempeñar. Hay ocasiones en las que esta combinación de esfuerzos e intenciones conduce a resultados muy interesantes que, de otro modo, nos hubieran pasado inadvertidos. Tanto en el caso de la psoriasis como en otros resultados bien documentados del MBSR, los beneficios clínicos dependen, muy probablemente, de lo que podemos llamar *presencia*, la cual emerge de la conciencia encarnada instante tras instante, siendo catalizada por el cultivo del mindfulness.

Nuestra investigación sobre la psoriasis también constituye un ejemplo de lo que ahora se denomina *medicina integradora*, porque combina el tratamiento convencional con otras intervenciones corporales y mentales como la meditación. En este caso, el tratamiento corporal y mental (la meditación y la visualización) es simultáneo al tratamiento alopático (la luz ultravioleta), hasta el punto de que bien podríamos decir que se trata de dos enfoques ortogonales que ocupan el mismo lugar al mismo tiempo.

* Véase J. Kabat-Zinn, «Participatory Medicine», *Journal of European Academy of Dermatology and Venereology*, 14 (2000), págs. 239-240.

Conviene finalmente precisar que, a diferencia de lo que ocurre en los cursos de MBSR, los sujetos que participaron en este experimento no se llevaban a casa los audios de meditación dirigida, ni tampoco practicaban en modo alguno por su cuenta ningún tipo de meditación formal de mindfulness. En el protocolo que por lo general se sigue en el MBSR, por el contrario, el sujeto ejercita cotidianamente en su casa la meditación siguiendo las instrucciones contenidas en un cedé u otro dispositivo de audio. Y ello pone de relieve, en mi opinión, que la práctica, aun breve, de la meditación puede tener efectos muy importantes en el cuerpo y, con toda seguridad, también en la mente. La posibilidad de que, incluso cortos períodos de práctica del mindfulness tengan un impacto importante en el cuerpo y la mente ha sido explorada en época reciente por diferentes estudios con resultados muy interesantes.*

Conviene asimismo señalar que el enfoque del MBSR es otro ejemplo de medicina integradora. En primer lugar, forma parte del departamento de medicina, y los médicos de departamentos y especialidades muy diferentes, así como los de medicina interna y atención primaria, nos remiten a sus pacientes cuando lo consideran apropiado como parte de un abordaje global. Además, también se ofrece, como complemento de otros enfoques médicos, a pacientes que padecen

* Véase, por ejemplo, F. Zeidan, *et al.* «Mindfulness Meditation Improves Cognition: Evidence of Brief Mental Training», *Consciousness and Cognition*, 19 (2010), págs. 597-605.

enfermedades diversas. Bien podríamos decir, pues, que la medicina integradora es una precursora –que ya se está aplicando, por cierto, en muchos centros médicos– de lo que, en el futuro, será la buena medicina. En lo que respecta a muchos centros médicos y sus pacientes, el futuro, hasta cierto punto, ya está aquí. Es más, en el año 2017, la Facultad de Medicina de la Universidad de Massachusetts creó el primer departamento de mindfulness en una facultad de medicina, siendo, que nosotros sepamos, el primero del mundo de estas características.

Son muchas las implicaciones de nuestra investigación sobre la relación existente entre la mente y la curación en las personas aquejadas de psoriasis. La más importante de todas ellas es que, en ciertas circunstancias, la influencia de la mente puede ser muy positiva. No cabe la menor duda de que algo de lo que estaban haciendo, pensando, esperando o practicando los pacientes de psoriasis del grupo de meditación era responsable de la rapidez con la que se normalizaba el aspecto de su piel. Tal vez se tratara de la misma práctica de la meditación, de la visualización, de sus expectativas, de sus creencias, de sus intenciones o de una combinación de todo ello, pero para poder determinarlo será necesario llevar a cabo investigaciones adicionales. Sea lo que sea, sin embargo, lo que aumente la velocidad observada de limpieza de la piel está ligado, de un modo u otro, a la actividad mental.

Otra implicación muy importante es que, en ciertas circunstancias, la medicina participativa puede suponer un gran ahorro. Esto es algo que también puso indirectamente de relieve nuestro estudio, que, en este sentido, nos permitió extraer conclusiones muy claras sobre la eficacia y el costo de los tratamientos. La mayor velocidad de recuperación de los pacientes del grupo de meditación disminuye directamente el número de tratamientos y abarata, en consecuencia, el coste del tratamiento. Si tenemos en cuenta que la medicina y el cuidado de la salud están experimentando una escalada de costes y que la cobertura proporcionada por las organizaciones para el mantenimiento de la salud es limitada, la posibilidad de que el paciente participe activamente, cuando sea posible, en el restablecimiento de un salud y de su bienestar puede implicar una reducción significativa y sostenida de los costes del sistema sanitario, una mayor satisfacción del paciente y un aumento de la salud a todos los niveles y del bienestar de nuestra sociedad.

En lo que a nuestro caso se refiere, no debemos olvidar que la luz ultravioleta es, en sí misma, un factor de riesgo de cáncer de piel. Por ello, la disminución del número de tratamientos supone una menor exposición a los rayos ultravioleta, lo que también implica un menor riesgo de cáncer de piel como efecto colateral del tratamiento fototerapéutico.

Además, puesto que la psoriasis es un caso de crecimiento celular descontrolado, afín en cierto modo al cáncer –hasta el punto de que determinados genes implicados en la psoriasis también parecen desempeñar un papel en el carcinoma de células basales–, la evidencia de que la mente puede influir positivamente en la limpieza de la piel pone de relieve la posibilidad de que la práctica meditativa pueda emplearse también en otros casos de proliferaciones celulares descontroladas mucho más peligrosas, como, por ejemplo, el cáncer de piel.

Y, finalmente, el hecho de que, durante su tratamiento, los sujetos pertenecientes al grupo de meditación se hallaran solos en la cabina siguiendo las instrucciones grabadas en una cinta, sin conocer siquiera a la persona que la había grabado, supone que los resultados del experimento no son atribuibles al apoyo social, la bien conocida y poderosa influencia sobre la salud y el bienestar que puede provocar la sensación de pertenencia a un grupo, ya se trate de la familia, la iglesia, un grupo cultural, un grupo étnico o incluso una comunidad provisional como el grupo de pacientes que llevan a cabo el programa de reducción del estrés. El hecho de que el tratamiento fototerapéutico tenga lugar en una situación de aislamiento en la que el paciente no mantiene contacto con nadie, ni con otros pacientes ni con enfermeras ni tampoco con médicos, parece evidenciar que la mejora depende exclusivamente de su propio esfuerzo y de su actitud mental. ¿Qué apoyo social puede tener uno cuando permanece desnudo, de pie y a solas encerrado en una cabina cilíndrica en condiciones abrasadoras, con gafas oscuras y la cabeza cubierta con una funda de almohada?

Años después, un estudio relacionado comparaba no ya la práctica solitaria del mindfulness, como en el experimento de la psoriasis, sino de un grupo que siguió completamente el programa de MBSR con una intervención de control activo que se ajustaba al MBSR en cada una de sus características, excepto en el entrenamiento en sí del mindfulness. Este estudio se proponía examinar la denominada inflamación neurogénica. En este caso, en lugar de estudiar a las personas con una afección cutánea inflamatoria crónica como la psoriasis, los investigadores indujeron una reacción inflamatoria indolora en el laboratorio mediante una inyección subcutánea de capsaicina –el componente de los chiles que los hace picantes– en los participantes en el estudio. Posteriormente, una vez que la piel desarrollaba en respuesta una ampolla superficial (aunque indolora), se midió el tamaño de la ampolla de manera sistemática, analizándose también el líquido en el área inflamada para detectar compuestos que fomentan la inflamación, llamados citoquinas proinflamatorias. Este estudio, realizado por Melissa Rosenkranz, una científica de la Universidad de Wisconsin, que en esa época trabajaba en el laboratorio de Richard Davidson, comprobó que quienes seguían el programa de MBSR mostraron una mayor disminución de citoquinas proinflamatorias que los participantes del grupo de control.* Y en un estudio relacionado de practicantes a largo

* M.A. Rosenkranz, R.J. Davidson, D.C. MacCoon, J.F. Sheridan, N.H. Kalin y A. Lutz, «A Comparation of Mindfulness-Based Stress Reduction and an

plazo de mindfulness, con alrededor de 9.000 horas de práctica durante su vida –no olvidemos que, en el estudio sobre la psoriasis, los participantes solo estaban en una cabina durante algunos minutos, tres veces a la semana, durante varias semanas y que, por lo tanto, acumularon como máximo una o dos horas de tiempo total de práctica en el curso de ese estudio–, también constató que los meditadores experimentados mostraron asimismo manchas más pequeñas de inflamación en respuesta al experimento de las ampollas.* Curiosamente, estos sujetos no estaban participando en un programa de meditación o retiro en el momento de este estudio. Esto sugiere que mantener una práctica regular y continua de mindfulness disminuye paulatinamente la inflamación, y no solo mientras se medita intensamente, como cuando se participa en un programa de MBSR. En otras palabras, el cultivo regular del mindfulness en nuestra vida nos torna menos propensos a los procesos inflamatorios corporales. Dado que existe una poderosa evidencia de que la inflamación puede ser una causa subyacente de muchas enfermedades crónicas, la sugerencia es que incorporar el mindfulness a la vida cotidiana y adoptar una práctica de meditación formal regular podría ser una forma eficaz de pro-

---

Active Control in Modulation of Neurogenic Inflammation», *Brain, Behavior, and Inmunity*, 27 (2013), págs. 174-178.

* M.A. Rosenkranz, A. Lutz, D.M. Perlman, D.R.W. Bachhuber, B.S. Schuyler, D.G. MacCoon y R.J. Davidson, «Reduced Stress and Inflammatory Responsiveness in Experienced Meditadors Compared to a Matched Healthy Control Group», *Psichoneuroendocrinology*, 68 (2016), págs. 117-125.

mover una mayor salud a lo largo de la vida, en especial frente al estrés endémico. Esto constituye una evidencia en apoyo de que es importante tomar medidas efectivas en nuestra vida para contrarrestar las condiciones estresantes que a menudo son una parte importante de la vida cotidiana.

Una investigación sobre la felicidad. La meditación, el cerebro y el sistema inmunitario

También llevamos a cabo, en colaboración con el doctor Richard Davidson, de la Universidad de Wisconsin, en Madison, otra investigación destinada a determinar los efectos del mindfulness sobre la salud y el bienestar. Esta investigación se centró en los efectos del MBSR, en el que, como ya hemos visto, las personas aprenden y practican, con la ayuda de un instructor, meditación en clases medianamente grandes, en lugar de hacerlo, como sucedió en la investigación sobre la psoriasis, citada en el capítulo anterior, en el entorno aislado de una cabina de rayos ultravioleta, siguiendo simplemente las instrucciones grabadas en una cinta de audio.

Imaginen a varios empleados de una empresa puntera de biotecnología de Madison reclutados para participar en una investigación destinada a investigar los efectos de la meditación sobre la respuesta al estrés del cerebro y del sistema inmunitario. Antes de comenzar, los voluntarios fueron sometidos, durante cuatro horas, a una batería de pruebas de laboratorio para determinar su nivel de partida en aspectos diferentes de su funcionamiento cerebral mientras eran expuestos a distintos estímulos emocionales presentados en forma de tareas placenteras o estresantes. Después de esta prueba, los participantes se vieron azarosamente asignados a dos grupos diferentes, el primero de los cuales emprendió el MBSR de ocho semanas de duración a comienzos de otoño, mientras que el segundo grupo, por su parte, tuvo que esperar hasta la siguiente primavera. A finales de otoño, todos los sujetos –tanto los del grupo de otoño como los del grupo de primavera– volvieron a someterse a la misma batería de pruebas de laboratorio, cosa que se repitió cuatro meses más tarde.

Solo entonces los integrantes del grupo de primavera empezaron el entrenamiento del MBSR. A lo largo de toda la investigación, este grupo (al que podríamos denominar «grupo en lista de espera») sirvió como grupo de control con el que comparar los resultados de quienes ya habían pasado por el programa.* Aunque, teóricamente hablando, también hubiera sido una buena idea valorar el efecto del MBSR en el grupo que comenzó en primavera, decidimos hacerlo así porque, a fin de cuentas, se trataba de un primer intento y hubiera resultado económica y temporalmente demasiado costoso.

* El grupo de control y comparación, que con excepción del mindfulness reprodujo todos los componentes del programa de MBSR, no se constituyó hasta pasados más de diez años.

Ya hemos dicho que se trataba de una empresa puntera y que el presidente, al que ciertamente agradecemos su amabilidad, no puso impedimento alguno para que el entrenamiento se llevase a cabo durante la jornada laboral. Pero el hecho de que todavía no se hubiera determinado el horario (dos horas y media semanales) impuso un estrés adicional sobre los integrantes del grupo que iba a recibir el entrenamiento en MBSR en otoño, que se vieron obligados a reajustar sus compromisos anteriores.

La situación más estresante, sin embargo, era la obligación, que afectaba por igual a ambos grupos, de acudir al Laboratory of Affective Neuroscience del doctor Davidson en tres ocasiones distintas, durante cuatro horas cada vez. En tal caso, los sujetos debían acudir en ayunas y sin haber pasado todavía por el cuarto de baño para sentarse en una habitación a oscuras y cubrirse la cabeza con el «casco» de electrodos del electroencefalógrafo, mientras los técnicos les sometían a muchas pruebas estresantes y emocionalmente provocadoras para observar el modo en que reaccionaba su cerebro. Tengamos en cuenta que algunas de esas pruebas, como la que consiste en contar hacia atrás partiendo de cien en presencia de un espectador que se ocupa de observar su actividad cerebral, pueden resultar muy estresantes.

Recordemos que la corteza cerebral, la parte más grande del cerebro y la que más recientemente evolucionó, está implicada en todas las capacidades de procesamiento emocional y cognitivas de orden superior y posee dos hemisferios, el izquierdo y el derecho. Entre otras muchas funciones, el hemisferio cerebral izquierdo y el hemisferio cerebral derecho se encargan de controlar las funciones motoras y sensoriales correspondientes al lado derecho y al lado izquierdo del cuerpo, respectivamente.

Las investigaciones realizadas, entre otros, por el doctor Davidson y sus colegas a lo largo de las últimas décadas han acabado determinando la existencia, en la expresión de las emociones, de una asimetría cerebral interhemisférica. Según ellos, la activación de determinadas regiones de la corteza frontal y prefrontal izquierda (la zona del cerebro que se encuentra aproximadamente detrás de la frente) tiende a estar asociada con la expresión de emociones positivas (como la felicidad, la alegría, el entusiasmo y la alerta), mientras que la activación de regiones semejantes del lado derecho parece ir acompañada, por el contrario, de la expresión de emociones difíciles y perturbadoras (como el miedo y la tristeza). Esta investigación pone así de manifiesto la existencia, en cada uno de nosotros, de un determinado punto de ajuste temperamental (definido por la ratio de partida existente entre ambos lados) que nos proporciona un indicador fiable de la predisposición y del temperamento emocional del sujeto (que anteriormente, por cierto, se consideraba una especie de constante).

Resulta muy interesante constatar que la activación del lado derecho de la región frontal del córtex cerebral está por lo general asociada a la evitación, una respuesta que no se limita a los seres humanos, sino que también afecta a los primates en general y a otras especies de mamíferos (como los roedores, por ejemplo). La activación del lado izquierdo, por su parte, tiene que ver con la aproximación y, por ello mismo, con respuestas que se orientan al placer. No olvidemos que la aproximación y la evitación constituyen dos de las conductas fundamentales de todos los sistemas vivos, incluidas las plantas (que carecen de sistema nervioso). Se trata, pues, de dos rasgos muy profundos y esenciales para la vida y que, en consecuencia, se hallan condicionados por la experiencia y las normas sociales. De ahí, precisamente, se deriva la facilidad con la que podemos quedarnos atrapados, y hasta secuestrados, por nuestras reacciones emocionales inconscientes, que dependen del modo en que interpretemos los eventos que la vida nos depara. Así, por ejemplo, cuando percibimos una situación o un acontecimiento como algo amenazador, nocivo o aversivo, tendemos instintivamente a evitarlo, porque nuestra motivación fundamental es la de sobrevivir, algo a lo que también contribuye nuestro condicionamiento social. Si, por el contrario, el evento o situación es percibido como placentero (ya se trate de una comida apetitosa, de una situación social que experimentamos de manera positiva o de algo que parece proporcionarnos un poco de paz mental), tendemos a gravitar en torno a él, porque las experiencias placenteras alientan el deseo de experiencias más placenteras y fomentan el reconocimiento de lo que podría proporcionarnos placer. Por ello, el control de estas respuestas emocionales condicionadas, profundamente asentadas, podría ayudarnos a enfrentarnos más eficazmente a ciertos condicionamientos básicos emocionales y motivacionales relacionados con la identificación y la aversión, que por lo general tiñen casi todas nuestras actividades.

Por todas estas razones, estábamos muy interesados en lo que sucedería, tras ocho meses de entrenamiento en el MBSR (especialmente en un entorno laboral estresante), con el punto de ajuste temperamental del cerebro, es decir, con la ratio de activación entre los hemisferios izquierdo y derecho de determinadas regiones de las cortezas prefrontal y frontal. ¿Aprenderían los sujetos a enfrentarse de una forma más adecuada al estrés? ¿Cuáles serían los cambios que se reflejarían en su cerebro? ¿Podríamos determinar la existencia de algún tipo de correlación entre tales cambios e indicadores biológicamente significativos de la salud, como, por ejemplo, la respuesta del sistema inmunitario a la exposición a un virus? Ese era el tipo de preguntas que esperábamos poder responder con nuestra investigación. Pero veamos ahora, antes de exponer las conclusiones finales a las que arribamos, las dificultades que entraña este tipo de investigación.

Al comienzo, estábamos un tanto preocupados por emprender una investigación tan sofisticada y cara con trabajadores básicamente sanos y que trabajaban en un entorno casi ideal. Ya habíamos determinado los efectos clínicos del MBSR en el entorno hospitalario con pacientes que padecían enfermedades crónicas y otras situaciones estresantes y dolorosas. Se trataba de pacientes que nos habían remitido sus médicos a causa, precisamente, de ese tipo de enfermedades, de modo que era posible que se hallaran mucho más motivados para emprender la práctica de la meditación y el cultivo del mindfulness que el grupo de empleados que simplemente decidieron participar de forma voluntaria en nuestra investigación. La motivación, en este caso, era la de contribuir a la ampliación del conocimiento científico sobre la relación existente entre el cerebro y las emociones, sin olvidar el beneficio personal que pudiera proporcionar también el aprendizaje de nuevas estrategias para enfrentarse al estrés (una motivación que, por cierto, me parecía muy secundaria comparada con la de liberarse del estrés emocional y físico provocado por una enfermedad, es decir, la lucha cotidiana que los pacientes de la Clínica de Reducción del Estrés mantenían con el estrés, el dolor y la enfermedad crónica). ¿Se hallarían lo suficientemente motivados, dicho en otras palabras, los empleados de la empresa informática como para no limitarse al cumplimiento rutinario de nuestro programa?

De hecho, en nuestra primera visita a la empresa, los empleados, los científicos, los técnicos, los ejecutivos y el personal que iba a participar en la investigación parecían tan relajados que llegamos a cuestionarnos si estarían realmente sometidos a algún tipo de estrés. Ahí estábamos, a punto de embarcarnos en una costosa investigación, pero sin dato piloto alguno de partida que nos indicase si en un entorno aparentemente tan poco estresante –que podía afectar tanto a su motivación para continuar con el experimento como a practicar en serio la meditación y determinar así profundamente, en consecuencia, el beneficio que podrían experimentar– responderían positivamente al MBSR. El entorno laboral, en suma, nos parecía demasiado positivo, lo que quizás no supusiera ninguna ventaja para una investigación como la nuestra.

Pero al mismo tiempo también éramos muy conscientes de que, a fin de cuentas, los seres humanos somos seres humanos, de que un trabajo no deja de ser un trabajo y de que la mente humana es, en todas partes, la mente humana. Por todo ello, sospechábamos que quizás –como luego se puso de relieve– las cosas no serían tan amables como, a primera vista, parecían.

La investigación, por volver de nuevo a ella, puso de manifiesto varias cuestiones muy interesantes.* Antes del entrenamiento en meditación, no existía ninguna diferencia significativa entre las pautas de activación cerebral que presentaban los miembros de ambos grupos. Al cabo de ocho semanas de entrenamiento atencional, sin embargo, el grupo de meditadores empezó a evidenciar una activación izquierda significativamente mayor que la derecha en ciertas regiones, mientras que el grupo de control, por su parte, mostró un cambio en sentido contrario, hacia una

* R.J. Davidson, J. Kabat-Zinn, J. Schumacher, M.S. Roserkranz, D. Muller, S.F. Santorelli, F. Urbanowski, A. Harrington, K. Bonus, J.F. Sheridan, «Alterations in Brain and Immune Function Produced by Mindfulness Meditation», *Psychosomatic Medicine*, 65 (2003), págs. 564-570.

mayor activación del lado derecho.* Y esta mayor activación de la región frontal izquierda de la corteza cerebral evidenciada por los sujetos pertenecientes al grupo de meditadores con respecto a los miembros del grupo de control se hallaba presente tanto en situación de descanso como en respuesta a varias tareas estresantes, un cambio que parece señalar una tendencia hacia emociones más positivas y un procesamiento más eficaz de las emociones difíciles en situaciones estresantes.

También descubrimos que el cambio en la ratio de activación izquierda/derecha, observada en el grupo de meditadores al final del período de ocho semanas de entrenamiento en Reducción del Estrés Basado en el Mindfulness, se mantenía hasta cuatro meses después de haber finalizado el período de entrenamiento, cosa que no se observó en el grupo de control. Este dato fue el que nos sugirió que lo que antes considerábamos como un punto de ajuste cerebral temperamentalmente determinado que controla la regulación de las emociones tal vez no se halle tan firmemente establecido y pueda verse modificado gracias al cultivo del mindfulness.

Los hallazgos sobre el funcionamiento cerebral, una vez concluido el programa y los cuatro meses de seguimiento, pa-

* Aunque no podamos estar seguros de ello, este cambio en la ratio del grupo de control en la otra dirección probablemente sea el resultado de la creciente frustración de esos individuos por tener que volver a enfrentarse una segunda y aun una tercera vez al estrés del laboratorio. Tal frustración parece evidenciarse como una mayor activación relativa del lado derecho con respecto al izquierdo.

recían también coincidir con los informes de primera mano presentados por los sujetos pertenecientes al grupo de meditación que afirmaban experimentar menos ansiedad y menos síntomas mentales y físicos de estrés, que en el momento en que todo había comenzado.

Asimismo, al concluir el programa, vacunamos a todos los sujetos contra la gripe, para ver el modo en que respondía su sistema inmunitario. ¿Presentarían acaso los sujetos del grupo de meditación una respuesta inmunológica (en forma de anticuerpos generados para enfrentarse al virus de la gripe contenido en la vacuna) más intensa que los sujetos pertenecientes al grupo de control? Porque eso fue, de hecho, lo que ocurrió. Pero la cosa no terminó ahí porque, finalmente, acabamos determinando la existencia de una elevada correlación lineal entre el grado de cambio cerebral (de derecha a izquierda) y la respuesta de los anticuerpos del sistema inmunitario de los meditadores. Así, por ejemplo, cuanto más grande era el cambio cerebral, mayor era también la respuesta inmunitaria de los sujetos pertenecientes al grupo de meditación, un efecto que en modo alguno se observó entre los miembros del grupo de control.

¿Qué es lo que todo esto significa? Los resultados de nuestra investigación pusieron claramente de relieve la importancia para la salud física y mental del programa de entrenamiento en mindfulness del MBSR y de sus aplicaciones a la vida cotidiana. Y también evidenciaron que quienes emprenden este programa mientras se hallan en una situación laboral estresante pueden beneficiarse de él, al menos, durante un corto período de tiempo.

También nos sugiere que el entrenamiento en la meditación puede modular al menos algunos circuitos responsables del procesamiento emocional en el cerebro y, en consecuencia, constituye un ejemplo de la profunda neuroplasticidad del cerebro en respuesta a la experiencia y el entrenamiento. Desde que llevamos a cabo nuestro estudio, Richie y sus colegas del Center for Health Minds han efectuado una ingente cantidad de trabajo con meditadores, generalmente monásticos, que cuentan en su haber con decenas de miles de horas de práctica de meditación. Estos estudios y sus espectaculares hallazgos se describen en el libro *Los beneficios de la meditación*, de Daniel Goleman y Richard Davidson. Como podemos leer en este libro, no sabemos todavía el significado del cambio desde el hemisferio derecho al izquierdo que observamos en nuestro estudio durante el entrenamiento en MBSR, ya que nunca se replicó ni se observó de manera fiable en meditadores a largo plazo. Puede que fuese un efecto real, pero se necesitará mucha más investigación para dilucidar el significado de nuestros hallazgos preliminares.*

* T.R.A. Kral, B.S. Schuyler, J.A. Mumford, M.A. Rosenkrans, A. Lutz y R.J. Davidson. «Impact of Short-and-Long-Term Mindfulness Meditation Training on Amygdala Reactivity to Emotional Stimuli», *Neuroimage*, 181 (2018), págs. 301-313.

Nuestro estudio puso de relieve que la práctica del mindfulness puede librarnos de nuestra identificación habitual con las emociones destructivas y fomentar una inteligencia y un equilibrio emocional que desarrolle nuestro equilibrio e inteligencia emocional e incremente, en suma, nuestra felicidad, así como otros beneficios relacionados con el sistema inmune. Esta felicidad, denominada en ocasiones *eudaimonia*, por utilizar un término aristotélico, parece ser tan profunda y consustancial a nuestra naturaleza como el sol, que siempre está resplandeciendo por más que, ocasionalmente, pueda verse oscurecido por nubarrones y tormentas. Del mismo modo, nuestra felicidad innata se halla, más allá de las causas y condiciones que afecten a nuestra vida, siempre presente. Este estudio, en suma, parece evidenciar que, aunque a veces nuestra felicidad innata parezca eclipsarse, siempre podemos restablecer el contacto con ella y aplicarla a nuestra vida cotidiana. Tal vez nuestra felicidad intrínseca no nos resulte evidente de cara a la completa catástrofe, pero, como nuestro estudio pareció demostrar, resulta accesible, hasta cierto punto, en todo momento, pudiendo ser acariciada, aprovechada y utilizada en nuestra vida gracias al entrenamiento en el mindfulness.

El homúnculo

No es la primera vez que en este libro mencionamos esta extraña palabra (que, en latín, significa «hombrecillo» o, lo que es lo mismo, «persona pequeña»). Ya hemos dicho, cuando citábamos la afirmación de Francis Crick, que no existe en el interior de nuestra cabeza ninguna entidad responsable que explique nuestra conciencia, por más que lo parezca cuando tratamos de identificar la sensación de «yo», «mí» o «lo mío» sin prestar mucha atención a lo que decimos, a quién piensa eso o, en definitiva, cualquier otro pensamiento.

No existe, pues, en el interior de nuestra cabeza ningún hombrecillo que registre nuestras percepciones, experimente nuestras sensaciones y dirija nuestra vida. Lo único que existe es el hecho y la experiencia indiscutible de la conciencia y de la sensibilidad que, como ya hemos visto, se trata de un gran misterio, de un misterio básicamente impersonal, a menos que decidamos aferrarnos a la sensación convencional de nosotros mismos como una entidad aislada e independiente que, cuando la sometemos a examen, se revela más ficticia que real.

Pero también hay que señalar el papel fundamental que, dentro del ámbito de la neurociencia, desempeña el término «homúnculo», que, como bien ilustran las siguientes figuras, se emplea para describir los distintos mapas del cuerpo con que cuenta nuestro cerebro.

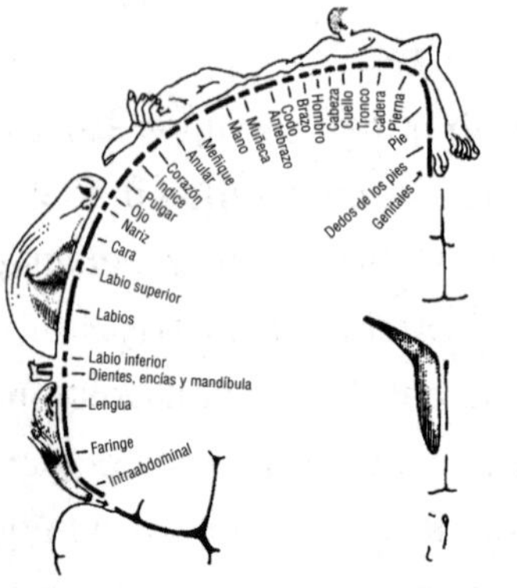

Representación somatotópica del *homúnculo sensorial* en la corteza somestésica (tomada de: *The Cerebral Cortex of Man*, de W. Penfield y T. Rasmussen, 1950).

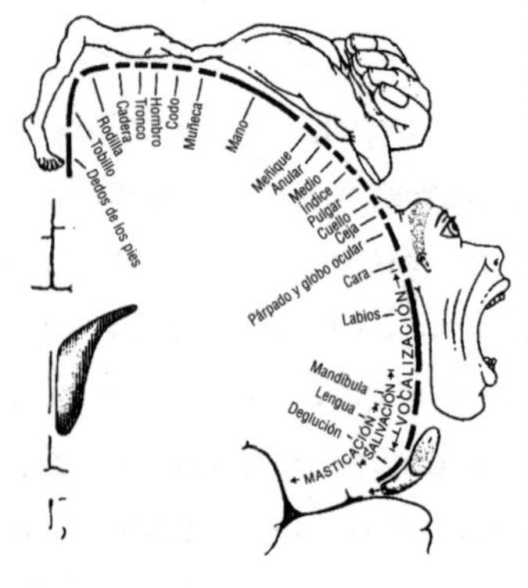

Representación somatotópica de *homúnculo motor* en el área motora (tomada de: *The Cerebral Cortex of Man*, de W. Penfield y T. Rasmussen, 1950).

Ya hemos subrayado en el capítulo dedicado al escáner corporal (en el segundo libro de esta serie, titulado *Despertar*), la existencia, en nuestro cerebro, de lo que podríamos denominar mapas topológicos que abarcan la totalidad del cuerpo. Son mapas que representan la estrecha correspondencia existente entre determinadas áreas cerebrales y muchas regiones de la superficie del cuerpo y de la musculatura subyacente. Se trata de un hecho muy interesante para reflexionar al respecto y mucho más interesante todavía de investigar experimentalmente.

Es como si cada uno de los puntos del mapa de la ciudad en que vivimos se hallara estrechamente vinculado con una determinada ubicación física de la ciudad, un mapa en verdad inusual porque, en su ausencia, no podríamos acceder a la ciudad. Las posibilidades abiertas por la tecnología de realidad virtual añadirán una nueva dimensión a la interacción de mapas y experiencias mediante la simulación de cualquier territorio imaginable. Se podría decir que la evolución lo descubrió hace millones de años y continúa refinándolo en múltiples niveles, incluyendo nuestra tecnología. Pero quizás lo más valioso, desde el punto de vista de nuestra vida y de nuestra salud, sea el potencial de hacerlo a través del cultivo de una mayor conciencia de nuestra conciencia, es decir, de nuestro cuerpo y del resto de nuestro universo experiencial.

Uno de esos mapas topológicos de la corteza cerebral se refiere a la sensación del tacto, mientras que el otro tiene que ver con regiones corporales implicadas en el movimiento voluntario. La sensación táctil está ubicada en una región cerebral conocida como *corteza somatosensorial*, que incluye una franja que abarca ambos lados de la corteza cerebral. El movimiento voluntario se asienta en la denominada *corteza motora*, una franja ubicada detrás de la región o lóbulo frontal, frente a la corteza somatosensorial y separada de ella por una de las cisuras o profundos pliegues del cerebro. Los demás sentidos, como la vista, el oído, el olfato y el gusto, están vinculados a otras regiones cerebrales especializadas. Así, por ejemplo, la corteza visual se asienta en la región posterior del cerebro (zona occipital), mientras que la corteza auditiva lo hace en ambos lados (lóbulos temporales). Pero puesto que el movimiento y el tacto implican a todo el cuerpo, la representación proporcional en la superficie del cerebro de la región corporal correspondiente nos da la imagen corporal distorsionada que presentamos en las siguientes figuras, denominadas homúnculos.

En realidad, existen dos mapas del homúnculo sensorial y otros dos del homúnculo motor, uno por cada hemisferio. Cuando en el capítulo anterior nos referíamos a la investigación sobre los efectos del mindfulness en el cerebro, en el sistema inmunitario y en el procesamiento emocional en situaciones estresantes, mencionamos la existencia de dos grandes regiones de la corteza cerebral, el hemisferio izquierdo y el hemisferio derecho, que de algún modo se han especializado en el desempeño de funciones diferentes.

El mapa topológico de la sensibilidad táctil y del movimiento correspondiente al hemisferio izquierdo está relacionado y controla el lado derecho del cuerpo, mientras que el correspondiente al hemisferio derecho está relacionado y controla el lado izquierdo del cuerpo.

Las cortezas somatosensorial y motora fueron cartografiadas en los años cuarenta y cincuenta del pasado siglo en Montreal por el neurocirujano canadiense Wilder Penfield. Fue precisamente él quien descubrió la posibilidad de esbozar representaciones proporcionales del cuerpo basadas en el tamaño de las áreas cerebrales que controlan el funcionamiento de las diferentes regiones del cuerpo. Así es como obtenemos la imagen de un hombrecillo (o de una mujercilla) distorsionada a causa de la diferente densidad de inervación motora o sensorial de las distintas regiones corporales.

Penfield llegó a esta conclusión tras unas mil doscientas operaciones del cerebro de epilépticos, en las que estos se hallaban conscientes (es decir, no anestesiados), que sufrían ataques que se mostraban refractarios a la medicación. Con el permiso explícito de sus pacientes, Penfield empleó un electrodo para estimular diferentes regiones de la corteza (recordemos que la corteza cerebral carece de terminaciones nerviosas y que, en consecuencia, no siente dolor) y asegurarse, de ese modo, de que la cirugía no pondría en peligro sus facultades verbales. Así fue como acabó descubriendo que la estimulación eléctrica de determinadas regiones cerebrales provocaba sensaciones de hormigueo en diferentes partes del cuerpo. Desplazando con cuidado el electrodo y registrando fielmente los comentarios de sus pacientes conscientes, Penfield acabó cartografiando la correspondencia existente entre el cuerpo y la superficie de la corteza somatosensorial, dando así origen a la imagen del homúnculo sensorial.

Penfield también descubrió que la estimulación eléctrica de las regiones ubicadas por delante de las que generaban esas sensaciones desencadenaba sacudidas u otros movimientos musculares en diferentes partes del cuerpo, lo que le permitió cartografiar la correspondencia existente entre la corteza motora y el cuerpo y poner de relieve el llamado homúnculo motor.

En la figura en cuestión podemos advertir que la representación del cuerpo en la superficie del cerebro no se corresponde con exactitud con su ubicación anatómica. Así, por ejemplo, la representación de la mano se halla entre la del rostro y la de la cabeza, mientras que la de los genitales se encuentra en algún punto ubicado por debajo de los pies. La escala de la imagen, por otra parte, tampoco se parece exactamente a la del cuerpo humano, sino que se asemeja más bien a una caricatura. De este modo, la imagen correspondiente a la boca, la lengua y los dedos es desproporcionadamente grande, mientras que la del tronco, los brazos y las piernas es, por el contrario, muy pequeña. Y esto es así porque el mapa cerebral tiene que ver con el número de neuronas sensoriales o motoras asociadas a cada una de las distintas regiones del cuerpo. Precisamente por ello, el espectro y la capacidad de discriminar sensaciones procedentes de nuestras manos, dedos, lengua y labios (recordemos que los bebés se llevan las cosas a la boca como una forma rudimentaria de explorar el mundo y su conexión con él y descubrir así el cómo y el qué de las cosas) son mucho mayores que las de nuestros brazos y piernas. Los dedos, las manos, los labios y la lengua, por su parte, tienen muchos más grados de libertad y sutileza de movimiento que otras regiones corporales como, por ejemplo, la región dorsomedial o la cara posterior de las piernas. Resulta sorprendente, por ejemplo, nuestra capacidad para discriminar sonidos tan levemente diferentes, en el caso de la lengua y de la boca, como la cé de cabo de la cé de Cod (como sucede con la expresión cabo Cod). Esta es una tarea que la lengua realiza sin esfuerzo alguno y sin pensar siquiera en ello gracias a la extraordinaria inervación motora correspondiente al habla y a la vocalización.

El tamaño de las distintas regiones del mapa somatosensorial depende también de la relativa importancia de los *inputs* procedentes de esa parte del cuerpo y de su frecuencia de uso. Y es que la información procedente del dedo índice resulta, desde el punto de vista de la supervivencia, mucho más valiosa que la procedente, por ejemplo, del codo. Y, por el mismo motivo, como ya hemos señalado, las sensaciones táctiles de la boca, los labios y la lengua son muy importantes para la producción del habla inteligible y, por ello mismo, su representación en la superficie del cerebro ocupa una superficie mucho mayor que la correspondiente a la parte posterior de la cabeza, por ejemplo. Esto es, precisamente, lo que aumenta el placer y la sensación de conexión que suelen acompañar al beso.

Los mapas somatosensoriales del cuerpo en el cerebro y otros mapas ubicados en otras regiones especializadas de la corteza cerebral, como, por ejemplo, la llamada *ínsula*, sugieren que, cuando experimentamos una sensación –como, por ejemplo, un picor, un pinchazo o un cosquilleo– en algún lugar del cuerpo, desencadena una activación correspondiente en la regiones de la corteza somatosensorial y de la corteza insular ligadas a esa parte concreta del cuerpo. Nosotros «sentimos» y «sabemos» dónde está siendo tocado nuestro cuerpo sin verlo siquiera, porque ese contacto activa los mapas corporales de nuestro cerebro. En ausencia de esos mapas representacionales de la corteza y de otras regiones cerebrales que interpretan e integran la experiencia y le atribuyen, de algún modo, un tono emocional, el *input* sensorial desnudo procedente de esa región no conduce a nada semejante a lo que experimentamos como sensibilidad, sensación o conocimiento. Es como si todos estos sistemas corporales y cerebrales determinasen el camino a través del cual sabemos qué, cómo y dónde sentimos en un determinado momento.

Aun en el caso de que hayamos perdido una parte de nuestro cuerpo, dicha parte todavía se halla incluida en el mapa de nuestro cerebro y, en consecuencia, todavía podemos sentirla. Por ello, cuando la actividad espontánea de las terminaciones nerviosas del muñón de un brazo o de una pierna amputados estimula la región del mapa al que están conectadas, se genera el fenómeno conocido con el nombre de «miembro fantasma», es decir, la experiencia de que el miembro todavía se halla presente.

Una reciente investigación ha demostrado la extraordinaria maleabilidad que caracteriza los mapas cerebrales del cuerpo. Son mapas que se reorganizan de continuo en respuesta al aprendizaje, el entrenamiento y la recuperación de las lesiones, lo que hoy en día se conoce como *plasticidad* del sistema nervioso o *neuroplasticidad*. Precisamente por ello, en el caso de amputación de un miembro o de un dedo, por ejemplo, la región cerebral asociada a esa parte del cuerpo puede reasignarse a otra región corporal adyacente. Así es como la corteza somatosensorial se ajusta para adaptarse a las condiciones cambiantes del cuerpo, lo que explica que, al cabo de un tiempo, la activación del rostro o de una región cercana a un miembro amputado pueda acabar estimulando la región cerebral anteriormente relacionada con el brazo y desencadenar, por esa vía externa, la experiencia del miembro «fantasma».

Un reciente manual de neurociencia señala que, mientras que el hecho de tener una mayor corteza somatosensorial dedicada a una parte del cuerpo puede resultar problemático para quien haya perdido un miembro, para otras personas, como por ejemplo los músicos, puede ser potencialmente beneficioso. Los estudios de imagen funcional del cerebro realizados en este sentido han puesto de relieve, en el caso de los instrumentistas de cuerda, una activación mucho mayor de la región de la corteza somatosensorial correspondiente a los dedos de la mano izquierda (que se ocupan de la digitación) que de la correspondiente a la mano derecha (que, si bien se ocupa de sujetar el arco y es también muy importante, no experimenta el mismo grado de estimulación sensorial que los dedos de la mano izquierda).

La conclusión general que podemos extraer de los interesantes experimentos realizados al respecto es que los mapas corticales de los seres humanos y de los animales son dinámicos y tienen la capacidad de adaptarse a los cambios provocados por la experiencia, especialmente en el caso de que impliquen su uso y aprendizaje repetido. Y esto no solo es cierto para la corteza somatosensorial, sino también para la corteza motora y los mapas corticales visual y auditivo.

De hecho, cada vez hay más pruebas que parecen indicar que nuestros mapas cerebrales y corporales son muy fluidos y capaces de modificarse de continuo durante toda nuestra vida, sobre todo en respuesta a las actividades en las que nos hallamos regularmente implicados a lo largo de los días, las semanas, los meses y los años.*

Pero las cosas no concluyen aquí, porque cada uno de estos mapas cerebrales se halla coordinado e integrado con otros sistemas que requieren del concurso, instante tras instante, de un

* Cierto estudio comparativo del cerebro de taxistas londinenses experimentados y de quienes se hallaban en proceso de obtención de la licencia de taxista ilustra perfectamente el caso de la neuroplasticidad motivada por la experiencia. El estudio en cuestión puso de relieve la presencia, en los taxistas experimentados, de un hipocampo posterior y anterior mucho mayor y mucho menor, respectivamente, que en el caso de quienes todavía no habían aprendido a moverse con facilidad por el laberinto medieval de las calles londinenses. Hay que decir que la parte posterior del hipocampo desempeña un papel muy importante en la orientación espacial y parece ensancharse para poder así «contener» mejor el callejero de Londres, el conocimiento de todas las glorietas, de las calles de un solo sentido y de las complejas pautas del tráfico. No resulta desacertado, por tanto, plantear la hipótesis de que la observación corporal repetida propicie, de manera parecida, el desarrollo de la corteza somatosensorial y de otras regiones cerebrales asociadas. A fin de cuentas, la práctica posibilita un mayor contacto con el cuerpo que bien podría contribuir a reorganizar nuestro cerebro. No olvidemos que nuestro cuerpo es mucho más complejo que el trazado de las calles de Londres al que, curiosamente, los taxistas denominan «el conocimiento».

amplio y diverso conjunto de *inputs* sensoriales y propioceptivos para poder ejecutar movimientos muy sutiles y complejos como, por ejemplo, coger y sostener un objeto, golpear una bola de béisbol que se dirige hacia nosotros a una velocidad cercana a los doscientos kilómetros por hora u otras actividades que requieren una fina sensibilidad motora, como coger un clip o movernos de un modo que exprese y transmita una emoción, como sucede en el caso de la danza.

Recientes estudios de imagen funcional llevados a cabo con monjes budistas y otros meditadores que han invertido miles de horas de práctica de meditación intensiva, como los llevados a cabo por Richard Davidson y su equipo en el Center for Investigating Healthy Minds en la Universidad de Wisconsin, han puesto de relieve la existencia en ellos de niveles de activación cerebral, de una pauta coherente de activación entre diferentes regiones cerebrales y de una estabilidad en las pautas de activación asociadas ignoradas por la ciencia hasta hace muy pocos años.*

También hemos advertido la presencia de cambios cerebrales positivos en la *actividad* de las regiones de la corteza prefrontal que controlan las emociones negativas o destructivas en situaciones estresantes en personas que aprendieron a me-

* Véase D. Goleman y R.J. Davidson. *Altered Traits: Science Reveals How Meditation Changes Your Mind, Brain, and Body*. Nueva York: Penguin Random House, 2017. [Edición en castellano: *Los beneficios de la meditación: La ciencia revela cómo la meditación transforma la mente, el cerebro y el cuerpo*. Barcelona: Editorial Kairós, 2017.]

ditar después de haber asistido a un programa de MBSR de tan solo ocho semanas, cuyos resultados perduraron, al menos, cuatro meses después de finalizado el experimento. Esta es otra evidencia de la posible relación entre la práctica de la meditación y la neuroplasticidad y de cómo estos cambios cerebrales beneficiosos pueden, con el tiempo, verse propiciados y consolidados a través del entrenamiento sistemático y riguroso de la mente.

Pero ello no debe hacernos olvidar, volviendo a la experiencia pura de la sensación –que también se halla presente, como anteriormente decíamos, en el caso de los sentidos externos–, que todavía ignoramos el modo en que la activación de las terminaciones nerviosas de los hombros, pongamos por caso (que se ocupa de percibir el estímulo sensorial), acaba convirtiéndose en el registro concreto de esa sensación *como tacto*. Hasta el momento, pues, la ciencia cognitiva carece de explicación clara del modo en que se genera una determinada sensación corporal o la sensación concreta de las distintas regiones de nuestro cuerpo. Así pues, todavía sigue siendo un auténtico milagro el modo en que sabemos lo que sabemos y el modo en que generamos la experiencia interna de nuestro cuerpo y la experiencia externa del mundo en que vivimos.*

* Véase N. Chomsky. *What Kind of Criatures Are We?* Nueva York: Columbia University Press, 2016 (en especial el capítulo 2: «¿Qué podemos entender?»). [Versión en castellano: *¿Qué clase de criaturas somos?* Barcelona: Editorial Ariel, 2017.]

La práctica del escáner corporal supone la movilización sistemática e intencional de la atención hacia las distintas regiones de nuestro cuerpo. Pero por más notable que sea el modo en que podemos atender a esas sensaciones corporales, todavía resulta más sorprendente el modo, impulsivo o sistemático, en que podemos dirigir nuestra mente hacia cualquier zona del cuerpo y cobrar así conciencia de las sensaciones que se hallen presentes en ese mismo instante.

Podríamos describir *experiencialmente* lo que hacemos durante el escáner corporal como *sintonizar* o *abrirnos* a esas sensaciones, lo que nos permite ser conscientes de lo que ya está desplegándose y que por lo general nos resulta tan evidente, mundano y familiar que acabamos desconectando y apenas si somos conscientes de que está ahí, es decir, aquí. Y, por el mismo motivo, también podemos, obviamente, decir que la mayor parte de las veces apenas si nos damos cuenta de que nosotros también estamos ahí –es decir, aquí, *en* el cuerpo y *experimentando* el cuerpo–. Pero por más palabras que usemos, no es posible llegar a expresar y transmitir completamente la esencia de la experiencia. Y es que, como ya hemos dicho, cuando empezamos a hablar de ello, el lenguaje nos obliga a emplear términos que sugieren de forma errónea la existencia de un yo separado que «posee» un cuerpo, lo que acaba sonando espantosamente dualista.

Porque aunque, en cierto modo, exista –o, al menos, parezca existir– un yo separado que «posee» un cuerpo, tal cosa solo es cierta en el nivel de la realidad convencional, en el nivel de la realidad relativa, en el nivel de las apariencias. Así pues, en el dominio de la realidad relativa existe el cuerpo y sus sensaciones (objetos) y existe el perceptor de esas sensaciones (sujeto), dos dominios que parecen separados y completamente diferentes y que *sentimos* de ese modo.

Pero tanto durante la práctica de la meditación como en ciertas ocasiones especiales –que, por otra parte, se hallan presentes y son accesibles en cualquier otro momento en tanto que atributos de la conciencia misma–, hay momentos de *percepción* pura, momentos en los que se diluye toda diferencia entre el sujeto y el objeto aparentes, momentos en los que el sujeto y el objeto acaban disolviéndose en la conciencia. No olvidemos que la conciencia es mayor que la sensación y posee una vida propia, una vida separada de la vida del cuerpo, aunque íntimamente ligada a él.

Sin embargo, cuando debido a una enfermedad o a una lesión –especialmente a una lesión del sistema nervioso– no tenemos un cuerpo completo, nuestra conciencia es muy limitada. Un sistema nervioso intacto nos proporciona muchas puertas extraordinarias de acceso al mundo de los sentidos, pero hay ocasiones en que damos por sentadas esas capacidades y apenas si advertimos que toda nuestra vida de relación, tanto interna como externa, depende de ellos. Así pues, no solo podemos establecer un contacto más profundo con nuestros sentidos, sino que debemos entender que todo nuestro conocimiento depende de ellos, si incluimos también la mente o la conciencia, a la que bien podríamos considerar como una especie de sentido último.

Debería ser evidente que cuando practicamos el escáner corporal, también estamos, *de facto*, observando simultánea e íntimamente el correspondiente mapa del cuerpo de la corteza somatosensorial y de otras regiones como la ínsula. A fin de cuentas, los mapas y el «cuerpo» no están separados; no son, en realidad, «cosas» diferentes, sino partes de la misma totalidad inconsútil que experimentamos (y de nuevo tropezamos aquí con las limitaciones impuestas por las palabras) como el cuerpo cuando realmente estamos en contacto con él. Por ello, si alguno de nuestros mapas corporales estuviera dañado o se cortase la relación con ellos, careceríamos de toda experiencia de la sensación o tendríamos experiencias sensoriales muy diferentes.

Pero la introducción de la conciencia intensifica, de algún modo, la sensación de integración entre el cerebro y el cuerpo y nos proporciona –o eso es, al menos, lo que parece– una mayor perspectiva sobre la experiencia. Quizás este tipo de práctica meditativa provoque una especie de reorganización de la corteza somatosensorial, en cuyo caso nuestra conexión con las diferentes dimensiones del paisaje corporal, es decir, nuestra *experiencia* del cuerpo, es más refinada, más sutil, más sensible y emocionalmente más matizada. Y esta es una conclusión que se ve apoyada por los informes presentados por un gran número de pacientes, según los cuales el entrenamiento en la atención plena y la práctica del escáner corporal durante varias semanas provoca cambios muy profundos en su *relación* con un amplio rango de problemas que van acompañados de dolor crónico (desde el cáncer y las enfermedades cardiacas hasta la experiencia del miedo y la imagen corporal).

No es infrecuente, por tanto, que la práctica del escáner de las sensaciones corporales vaya acompañada de una intensificación del dolor corporal y de las sensaciones procedentes de determinadas regiones. Al mismo tiempo, las sensaciones, sean cuales sean y tengan la intensidad que tengan, también pueden, en el contexto de la práctica del mindfulness, ser más agudas y más exactas o, dicho de otro modo, menos susceptibles de interpretación y de juicio y de reacciones superpuestas, como la aversión y la correspondiente tendencia a huir o escapar.

El escáner corporal nos familiariza con las sensaciones y nos hace más conscientes de la relación existente entre las sensaciones y nuestra conciencia de ellas. No es infrecuente que, como consecuencia de todo ello, nos veamos –independientemente de que las sensaciones sean más intensas– menos perturbados o afectados de un modo diferente, quizás de un modo más sabio. La conciencia nos enseña a dejar las cosas tal como son, sin desencadenar tantas reacciones emocionales y tantos pensamientos. A veces hablamos de la conciencia y del discernimiento discriminativo y hasta de «*desacoplar*» naturalmente la dimensión sensorial de la experiencia del dolor de sus dimensiones emocional y cognitiva, y hay veces incluso en que, a lo largo del proceso, puede disminuir la intensidad misma de las sensaciones. En cualquiera de los casos, sin embargo, resultan menos obsesivas y menos debilitantes y, en ocasiones, incluso menos determinantes y menos constrictivas.

Parece que cuando la conciencia se da cuenta de las sensaciones sin juzgarlas ni reaccionar ante ellas, sana nuestra visión del cuerpo y podemos asumir, al menos en cierta medida, la situación presente de un modo que no erosiona nuestra calidad de vida, aunque nos hallemos sumidos en el dolor o la enfermedad. En realidad, la conciencia del dolor pertenece a un dominio completamente diferente del hecho de vernos atrapados por el dolor y luchando contra él. Por ello, adentrarnos en ese dominio supone un alivio y un consuelo. Esta es, en sí misma, una experiencia muy liberadora, de una libertad profunda, en ese momento al menos, respecto de la forma tan estrecha en que experimentamos el dolor cuando no lo contemplamos como pura sensación. Y aunque no se trate en modo alguno de una cura, supone un aprendizaje, una apertura, una aceptación y una forma más adecuada de gestionar los altibajos que antes nos resultaba completamente inaccesible e imposible.

Por ello, sea cual sea la situación en que se encuentren las personas que se acercan a la MBSR y sea cual sea el dolor, el sufrimiento y la desesperación que estén experimentando, solemos decirles que la práctica sincera de la meditación les ayudará a trabajar con su situación, algo muy pequeño, pero en ocasiones muy importante.

La vida responde de formas muy notables al cultivo de la atención sabia, debido en parte a la gran plasticidad que posee el sistema nervioso. Pero la atención sabia exige que, cuando nos enfrentemos a los grandes retos que nos depara la vida, especialmente a los que nos aportan más sufrimiento y más dolor, estemos dispuestos, más allá de nuestra confusión, de nuestro dolor y hasta de nuestra desesperación, a emprender un trabajo que nadie, por más que nos quiera y por más que desee ayudarnos, puede hacer por nosotros.

En el dominio de la experiencia interna y de la experiencia externa, las cosas resultan, en cierto modo, accesibles, pero lo son mucho más –y a veces *solo*– si es uno el que emprende y lleva a cabo el trabajo. El cultivo del mindfulness que nos permite degustar la libertad de la mente condicionada es, en mi opinión, el trabajo más difícil del mundo.

Pero ¿qué otra cosa, a fin de cuentas, podemos hacer? Lo que, en última instancia, nos jugamos es nuestra propia vida y, por esa misma razón, no solo se trata de un gran reto, sino de un trabajo muy satisfactorio. Permanecer atentos de manera no reactiva y sin juicios, sobre todo cuando podemos escuchar el miedo, la soledad, la confusión y el dolor físico que suelen acompañar a esos estados mentales, resulta de hecho intrínsecamente satisfactorio. Esos estados mentales y corporales son accesibles y, en última instancia, profundamente curativos.

Hay veces en que, cuando estoy practicando el escáner corporal, tengo la sensación, independientemente de que experimente o no dolor corporal, de estar observando el cuerpo, la corteza somatosensorial y otros mapas relacionados que generan la sensación de estar «en» el cuerpo. Entonces estoy realmente *alimentando* mi cerebro y ejercitándolo de una forma parecida al modo en que mi perro ejercita su corteza olfativa cuando husmea el mundo. Así es como observo mi cuerpo y cobro conciencia de mi respiración, entregándome a todos los sentidos, por más intensos o débiles que puedan ser. Entretanto, mi respiración olfatea el mundo que me rodea a través de la propiocepción y de la interocepción, la sensación de la presencia y de la posición del cuerpo en el espacio, su estado interno y lo que, en ese mismo instante, discurre por la mente. Entonces puedo dirigir mi conciencia a los pies, los tobillos, las rodillas, las piernas, la pelvis e incluso la totalidad del cuerpo. Todo eso me alimenta y, sin la menor duda, armoniza y quizás incluso, como dicen los neurobiólogos, activa mi corteza somatosensorial. Es muy posible, por tanto, que este tipo de trabajo regular contribuya al desarrollo de ciertas regiones de la corteza somatosensorial y otras regiones asociadas.

Me parece muy interesante, independientemente de que las futuras investigaciones corroboren o no este hecho, desarrollar estas conexiones y familiarizarnos con este pequeño homúnculo, movilizando así nuestras cortezas sensorial y motora y nutriendo, en cierto modo, nuestro sistema nervioso. Creo que es muy importante enseñar a la mente a habitar el cuerpo, permitiendo que nuestra experiencia de la vida discurra de forma paralela a la vida del cuerpo y se despliegue en él, pero no como un estado fijo y predeterminado, sino como una corriente vital que se despliega instante tras instante.

De este modo, la experiencia corporal nos proporciona una oportunidad para desarrollar una sensación estable y segura que no corra el riesgo de verse eviscerada por nuestra ignorancia, que nos despoja de lo más familiar y cercano a casa y acaba alienándonos del mundo, de nuestra vida, de nuestras posibilidades y hasta de nosotros mismos.

Parafraseando a James Joyce en *Dublineses*: «El señor Duffy vivía a poca distancia de su cuerpo», una residencia que, lamentablemente, parecemos compartir muchos de nosotros. Dar por sentado el milagro de la encarnación es un auténtico desastre y, precisamente por ello, resulta muy curativo restablecer el contacto con nuestro cuerpo.

Pero, para ello, debemos ejercitarnos en establecer contacto con nuestros sentidos y, de ese modo, acabar recuperándolos...

Una empresa que debemos acometer con un espíritu aventurero.

La propiocepción. La sensación corporal

Sabemos que ciertos traumas físicos impiden el acceso a todas o algunas de nuestras sensaciones corporales. Las lesiones de la médula espinal, por ejemplo, pueden limitar o interrumpir la conexión neuronal existente entre el cuerpo y el cerebro, paralizando a la persona e incapacitándola para registrar las regiones de su cuerpo que se hallen controladas por los nervios espinales ubicados en un nivel inferior al de la lesión. Este es un problema que afecta por igual a las vías sensoriales que conectan el cuerpo con el cerebro, y a las vías motoras que conectan el cerebro con el cuerpo. Esto fue precisamente, como veremos en el siguiente capítulo, lo que le sucedió al actor Christopher Reeve como consecuencia de una lesión cervical provocada por la caída de un caballo.

Hace ya unos años, el neurólogo Oliver Sacks nos presentó a una joven a la que una polineuritis (una inflamación neuronal) inusual de las raíces sensoriales de sus nervios espinales y craneales acabó despojando la dimensión sensorial de la experiencia corporal. Esta inflamación que, lamentablemente, terminó propagándose a todo su sistema nervioso, se vio provocada, en su caso, por la administración preventiva en el hospital de un antibiótico antes de una intervención quirúrgica para extraerle un cálculo biliar.

La única sensación corporal que esa mujer (a la que Sacks llamó Christina) podía registrar era el contacto muy leve. Solo percibía las sensaciones leves de temperatura y de dolor y el roce de la brisa sobre su piel mientras se desplazaba con un descapotable. Había perdido la sensación de tener un cuerpo, de habitar su cuerpo, de lo que, técnicamente hablando, se denomina *propiocepción* y que, en opinión de Sacks, es «ese sexto sentido vital, en cuya ausencia el cuerpo se convierte en algo ajeno e irreal». Christina, en suma, carecía de toda sensación muscular, tendinosa y articular, no tenía palabras para describir su estado y, como hemos visto que ocurre en el caso de los ciegos y los sordos, solo podía describir su experiencia recurriendo a analogías derivadas de otros sentidos.*

«Siento que mi cuerpo es ciego y sordo a sí mismo [...]. No tengo ninguna sensación de mi cuerpo.» Según Sacks: «Christina sale siempre que puede y le encantan los coches descapotables, porque le proporcionan una oportunidad para experimentar el aire en su cuerpo y en su rostro (ya que la sensación superficial, es decir, el leve roce, solo está un poco deteriora-

* Véase «La dama desencarnada» en *El hombre que confundió a su mujer con un sombrero*, de Oliver Sacks, una compilación de historias clínicas extraídas de su experiencia práctica como neurólogo.

do)». «Es maravilloso –dice–. Cuando siento el aire en mis brazos y en mi cara, sé, por lo menos vagamente, que *tengo* brazos y cara. Sé muy bien que no es lo que debería ser, pero por lo menos descorre durante unos instantes el espantoso velo que supone esta especie de muerte.»

La pérdida de la propiocepción va acompañada de una desconexión de lo que Sacks denomina el anclaje fundamental de la identidad, es decir, de la sensación encarnada de ser y tener una identidad corpórea «porque Christina tiene este sentimiento general, esta "deficiencia" de la sensación de individualidad que, con el paso del tiempo y la adaptación, ha ido disminuyendo». Los sentidos de la vista y del oído la ayudan a tener un cierto control externo sobre la ubicación de su cuerpo y sobre su capacidad de vocalizar, pero debe realizar todos sus movimientos con una atención muy deliberada y consciente. En cualquiera de los casos, «tiene una sensación concreta, orgánicamente asentada, de ausencia de cuerpo que sigue siendo, hoy en día, tan grave y extraña como el día en que la experimentó por vez primera. A diferencia de quienes se ven paralizados por una lesión en la parte superior de la médula espinal –que también pierden el acceso a las sensaciones propioceptivas–, Christina, aunque "desencarnada", anda y se mueve».

Pero no nos equivoquemos porque, tal como sucede con la pérdida de identidad de los enfermos de Alzheimer, que nada tiene que ver con la ausencia de identidad egoica, la pérdida del anclaje propioceptivo tampoco resulta, en modo alguno, liberadora. No se trata de la iluminación, de la disolución del ego ni del abandono de la identificación con el cuerpo, sino, muy al contrario, de un proceso patológico –y, en última instancia, destructivo– que acaba despojando al individuo de lo que Sacks, citando al filósofo Ludwig Wittgenstein, denomina «principio y fundamento de todo conocimiento y de toda certeza». Esa es una pérdida para la que carecemos de palabras, especialmente cuando el cuerpo todavía puede moverse, porque nos resulta inconcebible.

> Los aspectos más importantes de las cosas permanecen ocultos debido a su simplicidad y familiaridad (porque somos incapaces de percibir lo que continuamente se halla delante de nosotros). El verdadero fundamento de la investigación no es, ni mucho menos, evidente.

Esta es la cita de Wittgenstein con la que Sacks inicia su relato sobre ese «sexto sentido», tan evidente que nos suele pasar desapercibido y que es la sensación de nuestro cuerpo en el espacio. Se trata de algo tan próximo a nuestra fisicalidad, a nuestra «presencia» física, a nuestra sensación corporal y, en consecuencia, a nosotros, que no solemos advertir ni reconocer el papel fundamental que desempeña en nuestra construcción del mundo y de nuestra sensación de identidad.

La práctica del escáner corporal tiene que ver con la sensación propioceptiva a la que se refiere Sacks y que Christina perdió, la sensación de poseer un cuerpo y, dentro de la totalidad inconsútil del universo corporal, la sensación de sus distintas partes que, hasta cierto punto, podemos aislar, observar y «habitar». Esta práctica nos permite rescatar el cuerpo de la nube de inconsciencia generada por una familiaridad que suele llevarnos a darlo por sentado, tan familiar para todos nosotros. De este modo, y sin tratar de cambiar nada, comenzamos prestándole nuestra atención, nuestro aprecio y nuestro amor. Así es como vamos adentrándonos poco a poco en el universo misterioso y siempre cambiante del cuerpo, que si bien configura nuestra interioridad más profunda, no está, en modo alguno, dentro de nosotros.

Es muy importante, cuando aspiramos a la curación y creemos en esa posibilidad, aunque remota, estar dispuestos a rescatar el cuerpo de la absorción narcisista en uno mismo y del olvido de lo evidente. Este tipo de trabajo cotidiano nos permite restablecer el contacto con la fuente misma de nuestra humanidad, con el núcleo elemental de nuestro propio ser.

Cuando somos conscientes de los sentidos, los llenamos de vida. Todos hemos experimentado, en alguna que otra ocasión, momentos de una vivacidad extraordinaria. Y ello implica, en el caso de la propiocepción, estar dispuestos a prestar una atención disciplinada, amorosa y diligente al cuerpo –por más que, al comienzo, no ocurra nada especial– durante días, semanas, meses e incluso años. Porque lo cierto es que el cuerpo, ciertamente a su modo y como mejor puede, nunca deja de escuchar y responder.

La neuroplasticidad y los límites desconocidos de lo posible

> Lo difícil lo hacemos hoy. Para hacer lo imposible tardamos un poco más.
>
> Lema del cuerpo de ingenieros del Ejército de Estados Unidos

Quiero pensar que este lema, más que expresar una actitud arrogante, machista y rebosante de *hybris*, refleja una mente y una actitud abiertas y dispuestas a enfrentarse a situaciones que nuestros viejos hábitos mentales condicionados descartan prematuramente como inalcanzables. No son pocas las veces que, en nuestra experiencia personal, dejamos de lado como imposibles cosas que más tarde se revelan al alcance de la mano.

No hace tanto tiempo que atravesar el océano era, por ejemplo, una proeza inalcanzable. Y lo mismo podríamos decir también con respecto al hecho de volar o de acabar con la política sudafricana del *apartheid* e implantar la democracia sin necesidad de una guerra civil.

Tal como lo expresa Emily Dickinson:

Habito la Posibilidad,
una casa más bella que la prosa,
más numerosa de ventanas
y más rica de puertas.
De habitaciones como cedros
inexpugnables para el ojo
y que tiene por techo perdurable el cielo.
Con bellos visitantes
y esta tarea:
extender mis estrechas manos
para aferrar el paraíso.

Jamás sabremos realmente lo que es posible en los ámbitos de la mente y del cuerpo, por más que nos hallemos frente a una lesión o una enfermedad grave y frente al daño y los problemas que de ello puedan derivarse. Esto resulta sobre todo cierto cuando nos enfrentamos de manera atenta y deliberada a los retos en apariencia insuperables que la vida nos depara.

Veamos ahora el caso de Christopher Reeve, el famoso actor y director de cine que representó el papel de Superman y mostró una tenacidad, determinación y generosidad ejemplares ante una situación de la que, en modo alguno, podía escapar. Paralizado a causa de la lesión cervical provocada por una caída de caballo en 1995, los médicos le dijeron que jamás podría volver a mover el cuerpo por debajo del cuello. Pero por más que su situación fue descrita como el «peor escenario posible», los cambios provocados por el aprendizaje y el ejercicio repetido en los mapas cerebrales de la corteza somatosensorial y de la corteza auditiva de Christopher Reeve «han puesto en cuestión –en opinión del doctor Michael Merzenich, de la Universidad de California, San Francisco, un pionero en la investigación de la neuroplasticidad– nuestras creencias sobre la capacidad del cerebro y de la médula espinal para recuperarse de una trauma de tal envergadura».

Hasta hace muy poco, la neurología consideraba como un dogma la imposibilidad de recuperarse de las lesiones neurológicas de la médula espinal, porque suponía que las neuronas seccionadas no pueden volver a conectarse y restablecer el camino que conecta el cerebro con el cuerpo. Para que la corteza motora y otros centros cerebrales ligados al movimiento puedan controlar los músculos del cuerpo, para que el cuerpo proporcione un *feedback* propioceptivo de lo que sucede durante el movimiento y para que transmita sensaciones ligadas al tacto a la corteza somatosensorial y a otros centros cerebrales encargados de dar sentido al mundo físico, esas vías deben hallarse intactas. Pero los cambios provocados por las nuevas terapias en Christopher Reeve y otras personas que han padecido una lesión medular o un derrame cerebral están desmintiendo este dogma y alentando una revolución silenciosa en el ámbito de la rehabilitación, al tiempo que amplían las implicaciones y la relevancia clínica de la neuroplasticidad para el cuerpo y sus funciones sensoriales y motoras.

La lesión sufrida por Reeve seccionó, a nivel cervical, no menos de tres cuartas partes de las fibras nerviosas de su médula espinal y la cuarta parte restante dejó de funcionar. Así fue como se vio completamente paralizado de cuello para abajo, incapaz de sentir y de moverse, e incluso de respirar sin la ayuda de un respirador, debido a que la lesión afectó también a los nervios que controlan el movimiento del diafragma. Por ello, durante los primeros cinco años posteriores al accidente, Reeve se vio obligado, para no perder masa muscular y para movilizar la circulación de la sangre, a recurrir a la estimulación eléctrica pasiva. También pasó un tiempo tendido en una camilla que podía inclinarse verticalmente para aumentar así su densidad ósea y promover la circulación sanguínea y permaneció suspendido de un arnés sobre una cinta andadora. Todos esos fueron intentos de despertar su cuerpo, que Reeve, pese a no tener refrendo clínico alguno y no ir acompañados de ninguna mejora manifiesta, se negó a abandonar.

Al cabo de cinco años de no experimentar cambio alguno en su estado físico y de otras muchas complicaciones médicas que pusieron en peligro su vida, Reeve emprendió, con la ayuda de médicos y cuidadores, lo que solo podemos calificar como un programa suprahumano al que se conoce como «rehabilitación basada en la actividad» o ABR [*activity-based recovery*], que consistía en la movilización pasiva de su cuerpo a través de la estimulación eléctrica asistida por ordenador de sus piernas en una bicicleta estática reclinada, un ejercicio que realizaba, a un ritmo de tres mil revoluciones por hora, durante una hora al día, tres días a la semana. También inició un programa rotativo de estimulación eléctrica de los principales grupos musculares de los brazos y el tronco. A partir de un determinado momento, emprendió con regularidad semanal un programa de hidroterapia que le permitía moverse y ser movido por un fisioterapeuta y, de ese modo, ejercitar el cuerpo sin tener que luchar contra la gravedad, y también empezó a realizar ejercicios respiratorios. Según decía, este programa intensivo de ejercicios pasivos asistidos mantenía su fortaleza muscular y elevaba su estado de ánimo.

Cierta mañana, casi seis años después de no tener ninguna sensación corporal y ningún control voluntario del movimiento y un año después de haber emprendido el programa intensivo ABR, descubrió, una buena mañana, que podía mover el dedo índice de su mano izquierda.

Este pequeño indicio de la posibilidad de recuperar el movimiento jalonó el comienzo de un lento proceso de recuperación de las sensaciones y del control motor que siguió desarrollándose durante los tres años siguientes. Reflexionando sobre lo ocurrido ese día, Reeve dijo: «Aunque mi primera reacción fue la de frenar el entusiasmo, no puedo negar que, internamente, tenía la esperanza de que, si podía mover mi dedo a voluntad, tal vez pudiera también, si me esforzaba lo suficiente, hacer lo mismo con el resto de mi cuerpo... Por ello decidí intensificar el programa de ejercicios».

Debemos señalar que Reeve ni siquiera tenía acceso a las leves sensaciones que Christina, la paciente de la que hemos hablado en el capítulo anterior, no había perdido. Por ello, cuando hablaba de «mi cuerpo», se refería más a una idea y a un recuerdo que a algo que estuviera experimentando en el momento presente..., hasta que, obviamente, su dedo empezó a moverse.

Ese movimiento se vio acompañado de un nuevo nivel de conexión, porque entonces dejó de ser un mero apéndice inmóvil y despojado de toda sensación que podía ser visto, pero no sentido, y volvió de nuevo a convertirse en «su» dedo. Bien podríamos decir que el día en que pudo volver a moverlo deliberadamente el dedo recuperó la vida. Y lo mismo sucedió, a partir de entonces, con otras partes de su cuerpo.

Resulta difícil imaginar la confianza, resolución, disciplina e implacable concentración que se necesita para seguir ejercitando día tras día y mes tras mes un cuerpo que ya no puede sentirse, sin experimentar el menor «avance» y nadando, metafóricamente hablando, contra la corriente de una visión clínica que insiste una y otra vez en la nula esperanza de éxito.

Pero como evidencian los informes clínicos, el avance experimentado por Reeve fue extraordinario. En los años posteriores al comienzo del programa de recuperación basado en la actividad, Reeve experimentó una mejora de dos grados en la escala de lesiones de la médula espinal, un progreso antes impensable en alguien que padeciese una lesión tan grave como la suya. Aun en ausencia de recuperación de la funcionalidad, esas primeras respuestas se vieron acompañadas de mejoras espectaculares, un aumento de la masa muscular y de la densidad ósea, una mayor resistencia cardiovascular y una clara reducción de la espasticidad muscular. Estos cambios físicos mejoraron de forma extraordinaria la salud y la calidad de vida de Reeve, al tiempo que disminuyeron la incidencia de infecciones que precisaran del uso de antibióticos. También desapareció la osteoporosis grave causante de las fracturas del fémur y del húmero, dos de los huesos más largos del cuerpo, y su densidad ósea no tardó en recuperar el nivel normal que tenía antes del accidente.

Poco tiempo después, comenzó lo que los médicos calificaron como una mejora funcional o, dicho en otras palabras, una recuperación de la sensación y del control motor, que se había iniciado el mismo día en que pudo volver a mover su dedo. Las mejoras prosiguieron y, veintidós meses más tarde de haber empezado el programa de ejercicios, su sensación táctil había mejorado hasta el punto de alcanzar el 52% de lo normal, una tasa que, seis meses después, llegó al 66%. Además de recuperar las sensaciones de contacto leve y de pinchazo (dolor), Reeve también recuperó la capacidad de percibir vibraciones, de diferenciar el frío del calor e incluso, sorprendentemente, la propiocepción, que ahora le permitía saber cuándo debía cambiar de postura para evitar la irritación y las llagas provocadas por la interrupción del flujo sanguíneo. Cuando, en 2002, sus médicos presentaron su informe clínico,* cerca del 70% del cuerpo de Reeve se hallaba activamente representado en su cerebro, lo que significa que la información sensorial fluía de nuevo desde la periferia de su cuerpo (desde su piel, sus músculos, sus huesos y sus articulaciones) hasta su corteza cerebral; o, dicho en otras palabras, que los mensajes procedentes de su corteza motora llegaban de nuevo a sus brazos, piernas y otras partes de su cuerpo.

Reeve también experimentó una mejoría de veinte puntos en la puntuación motora (de 0 a 20 en una escala que va de 0 a 100), lo que se tradujo en una mayor movilidad en la mayoría de las articulaciones, incluidos los codos, las muñecas, los dedos, las caderas y las rodillas. De este modo, aunque la mayor parte de los músculos de sus piernas todavía no eran capaces de oponerse a la gravedad, ya le permitían ponerse de pie e incluso caminar en la piscina, donde podía ejercitar adecuadamente la musculatura de los brazos, las piernas y el tronco. También fue capaz de respirar sin el ventilador durante más de una hora, aunque todavía seguía dependiendo de él.

«Creo –dijo Reeve– que el ejercicio prolongado ha acabado despertando las vías nerviosas dormidas», algo en lo que sus médicos parecían coincidir, hasta el punto de que actualmente están desarrollando teorías para explicar su respuesta al programa de ejercicio intensivo, como se sabe que ocurre con

* J.W. McDonald, D. Becker, *et al.*, «Late Recovery Following Spinal Cord Injury». *Journal of Neurosurgery Spine*, 97 (2002), págs. 252-265.

los complejos circuitos neurológicos de los bebés y los niños como respuesta al movimiento. Y es que aunque al llegar a la adolescencia se pierda gradualmente la plasticidad neuronal del sistema nervioso, esta no parece desaparecer del todo. Según el neurólogo John W. McDonald, de la Facultad de Medicina de la Universidad de Washington, en San Luis (Misuri), muchas lesiones de la médula espinal dejan indemnes, aunque conmocionados, ciertos tractos neuronales ascendentes (que van desde el cuerpo hasta el cerebro) y descendentes (que van desde el cerebro hasta el cuerpo). En ausencia de actividad, esas fibras acaban atrofiándose y la persona termina en una silla de ruedas, pero cuando los músculos se ven estimulados mediante electrodos y ejercitados de la forma adecuada, pueden, en ocasiones, llegar a revivir parcialmente.

Una forma de alentar la plasticidad del cerebro adulto y del cuerpo consiste en dividir el aprendizaje en pequeños pasos. Pero, según el doctor Merzenich, la actividad también debe interesar al individuo, porque cuando se trata de un ejercicio soporífero no se activan los mecanismos de plasticidad del cerebro. Según un informe publicado el 22 de septiembre de 2002 en el *New York Times*, la atención pone en marcha el sistema de circuitos de recompensa que alientan la plasticidad.

El progreso de la recuperación experimentado por Reeve hasta la fecha de su fallecimiento tuvo, como fácilmente podemos imaginar, un impacto que transformó por completo su vida. El informe presentado por sus médicos ocho años después de su accidente y tres años después de haber emprendido el programa de recuperación basado en la actividad, afirmaba, por ejemplo, que había podido permanecer fuera del hospital más de tres años y medio. «No era infrecuente, antes de eso, la presencia de coágulos de sangre, neumonías, pulmones encharcados, úlceras de decúbito (llagas de presión) y otras afecciones serias, incluido un tobillo infectado que amenazaba la amputación de mi pierna. Mi vida era muy azarosa, porque nunca sabía lo que me ocurriría a continuación. En los últimos dos años, sin embargo, he acabado confiando en mi salud. Ahora ya no necesito antibióticos, mi peso se halla bajo control y puedo permanecer sentado en la silla durante quince o dieciséis horas sin problemas. Y si tenemos en cuenta que soy un ventilador dependiente [con una lesión en el nivel de la segunda vértebra cervical], yo diría que probablemente me encuentro en la mejor de todas las condiciones posibles. Puedo trabajar y viajar de un modo que resulta muy satisfactorio. El siguiente paso consistirá en dejar de depender del ventilador.»

Y eso fue precisamente lo que ocurrió durante un tiempo después de sufrir una intervención experimental para instalarle un estimulador diafragmático (esencialmente un marcapasos para los pulmones), que le permitía respirar durante largos períodos de tiempo sin necesidad de emplear el respirador, para fortalecer así la musculatura diafragmática. Como resultado de todo ello, por vez primera en ocho años, fue capaz de respirar por la nariz y por la boca y de hablar naturalmente sin recurrir al respirador. También recuperó la sensación olfativa, que había perdido del todo después del accidente, e identificaba con facilidad, según las pruebas que llevó a cabo el equipo médico que se ocupaba de su caso, el aroma del café, de la menta y de las naranjas.

Me gustaría una recuperación funcional más útil, porque, si bien puedo mover los brazos, los dedos y las piernas, todavía estoy postrado en esta silla de ruedas. Espero seguir mejorando para poder usar otra silla de ruedas que me permita más libertad de movimientos y depender así menos que ahora de los demás.

Ahora puedo alcanzar con más facilidad mis objetivos vitales –llegó a afirmar–, porque puedo desplazarme donde me diga el productor de la película que esté dirigiendo y dar también conferencias, lo que forma parte de mi profesión. Ahora soy una persona con la que se puede contar y estoy también libre de las infecciones y otras enfermedades que, en el pasado, me impedían cumplir con mis obligaciones. Resulta muy liberador saber que puedo comprometerme y que la enfermedad no me impedirá asumir mis compromisos.

El impacto [de la recuperación] en mi vida cotidiana ha aumentado mi movilidad y mi capacidad respiratoria. Un problema mecánico del ventilador hubiera sido, en los años 1995, 1996 y 1997, una experiencia espantosa, porque realmente no podía respirar. Hoy en día, sin embargo, puedo respirar perfectamente y, cuando lo hago, empleo la técnica correcta moviendo el diafragma, una capacidad a la que me permitió acceder el ejercicio y el entrenamiento. Este es el aspecto más consolador de mi recuperación, el factor seguridad.

También he experimentado una tasa de recuperación de las sensaciones corporales de debajo del cuello desde 0 hasta cerca del 65% [de lo normal]. Y lo que me parece más importante de esta recuperación de las sensaciones es el contacto con los demás. Resulta sorprendente la importancia que tiene poder sentir a la que persona que te toca, ya que, en tal caso, se trata de una sensación mucho más significativa.

Aspiro a crear una masa muscular adecuada para establecer las condiciones más apropiadas para la recuperación, que es el objetivo a largo plazo. Pero, por encima de todo, la masa muscular resulta esencial para cualquier movimiento, para que tu sistema cardiovascular pueda funcionar bien, y también tiene mucho que ver con el mantenimiento de la adecuada densidad ósea. Es peligroso, cuando uno tiene muy débiles los músculos de la pierna, empezar a trabajar con la mesa basculante porque, en tal caso, las piernas no tienen suficiente apoyo. Eso fue algo por lo que tuve que pasar, porque ignoraba que padecía una grave osteoporosis, que he conseguido superar por completo gracias al ejercicio y a una adecuada dosis de calcio. Ahora tengo los huesos como los tenía a los treinta años [hay que decir que, en el momento de la entrevista, Reeve tenía cincuenta años]. Me parece muy importante que los médicos reconozcan la posibilidad de invertir la osteoporosis que acompaña a las lesiones de la médula espinal. Pero ahí no termina todo, porque también es muy importante, en lo que respecta a mi propia imagen, mirar mis piernas y no ver un par de fideos. De hecho, el tamaño de mis piernas y de mis bíceps es casi el mismo que tenía antes de la lesión, hace ya siete años, algo que me hace sentir muy bien.

Ahora puedo salir con mi familia... y ver cómo juegan mis hijos y mis amigos. Puedo estar muy cerca de ellos sin participar, pero también he aprendido a disfrutar viendo cómo juegan los demás. Y yo también participo de ese juego, aunque no, obviamente, del mismo modo en que antes solía hacerlo.

Creo que todo este progreso es un augurio muy positivo de lo que todavía nos queda por conseguir... Tengo la esperanza de recuperar cuanto antes la normalidad. Esta es una expectativa que no quiero abandonar, algo que quizás se refleje en el hecho de que, en los siete años que han transcurrido desde el momento de mi lesión, jamás he tenido un sueño en el que me vea como una persona incapacitada. Quiero recuperar cuanto antes mi vida.

En abril de 2004, Reeve experimentó varios desalentadores contratiempos. Su cuerpo rechazó, tras una serie de infecciones y neumonías, el marcapasos diafragmático y tuvo que recurrir de nuevo al uso del respirador. Ya no pudo seguir trabajando en la piscina y le fue imposible, por tanto, continuar con el programa de rehabilitación. También era incapaz de practicar con la cinta andadora y, la primera vez que lo intentó, se rompió el fémur, lo que obligó a introducir una placa metálica y quince tornillos en la pierna. A pesar de ello, no perdió la esperanza y le complacía haber sido un pionero cuya experiencia podía ser de utilidad a otras personas. En este sentido, decía que era la segunda persona del mundo a la que se le ha implantado un marcapasos diafragmático, y aunque en su caso no había servido, permitió a siete pacientes dejar de usar el ventilador artificial. Su experiencia también ha contribuido a incluir en el protocolo de tratamiento de los pacientes con lesiones medulares la evaluación rutinaria de la osteoporosis antes de permitirles ejercitar con la cinta andadora, y estaba muy satisfecho de haber ayudado a que mejorara la calidad de vida de quienes se ven obligados a atravesar una situación semejante a la suya.

Es evidente que el interés de Reeve en el programa de rehabilitación no era estrictamente egoísta. Desde el mismo momento de su lesión, se convirtió en un portavoz y en una auténtica inspiración para personas con lesiones medulares, al esforzarse en transmitir el mensaje de que «la lesión física no acaba con la vida y que todavía es posible vivir una vida plena e interesante». Creó una fundación para promover la investigación y presionar al congreso para que apoyase la investigación sobre el tratamiento de la parálisis. También viajó mucho, se reunió con personas y familias afectadas por lesiones de la médula espinal e impartió conferencias sobre el tema.

Como todos nosotros, Christopher Reeve desconocía cuáles son exactamente los límites de lo posible. Por ello se mantuvo firmemente resuelto a seguir su camino y trabajar con su cuerpo y con su mente, instante tras instante y día tras día, en las fronteras de lo posible, sin olvidar cuáles eran sus objetivos a largo plazo, pero centrándose en el ahora y en los retos que le presentaba el momento presente. Dado el nivel de tragedia que impregnó su vida y los impedimentos y contratiempos que experimentó, podía haber caído fácilmente en la desesperación, la impotencia, la autocompasión y el aislamiento. El hecho de que asumiese el reto de trabajar con su situación, manteniendo la esperanza y permaneciendo asentado en sus relaciones y en su trabajo es un testimonio conmovedor del poder sanador de una mente que trabaja en armonía con el cuerpo con el adecuado apoyo y cuidado médico y esforzándose en movilizar, confiar y amplificar las capacidades naturales de autorregulación y recuperación del cuerpo, aun cuando el resultado sea incierto o hasta se niegue su misma posibilidad.

Pero Reeve no estaba solo en estos intentos, porque las personas que han sufrido lesiones medulares, ataques u otros daños neurológicos están haciendo inesperados avances en los centros de rehabilitación de todo el mundo, recurriendo a técnicas muy creativas, como, por ejemplo, la que inmoviliza el brazo funcional para que el paciente se vea obligado a emplear el brazo dañado para enfrentarse a las tareas cotidianas o permanecer suspendido de un arnés para poder ejercitarse sobre una cinta andadora. La práctica de la rehabilitación también está apelando al uso de robots para que los pacientes paralizados puedan ejercitar el caminar. Este tipo de técnicas han servido para que un 5% aproximado de parapléjicos, que tenían muy pocas sensaciones procedentes de la parte inferior de sus cuerpos y ninguna función motora, puedan hoy caminar distancias cortas sin ayuda de nadie o usando andadores, un hito notable en el camino de «aprender a habitar de nuevo dentro de uno», el verdadero significado del término «rehabilitación».

¿Encierra acaso todo esto algún mensaje interesante para quienes no sufrimos de ninguna minusvalía? Yo creo que sí. El aeróbic y el ejercicio de la musculatura esquelética, que mantiene el cuerpo adecuadamente regulado, tonifican y sintonizan tanto el sistema nervioso como el muscular. No existe la menor duda de que esto es cierto a cualquier edad y muy especialmente cuando envejecemos. Más allá, sin embargo, del ejercicio, la combinación de atención, determinación y amor por la vida y la disposición a trabajar en la misma vanguardia de nuestras capacidades físicas y emocionales puede ser el ingrediente secreto que nos permita trabajar con la situación en la que nos encontremos, cualquiera que sea, y amar la vida, perseverando en el empeño y, lo que es más importante, manteniéndonos en él tanto en las duras como en las maduras. En última instancia, sea que lo cultivemos deliberadamente o que nos encontremos con ello, como sucedió en el caso de Reeve, la determinación y la firme voluntad de trabajar en las fronteras de lo posible y de estar presente con paciencia, determinación, humildad y atención constituyen el núcleo de la práctica de la atención plena y la motivación necesaria para perseverar hasta el final y, en ese sentido, seguir creciendo.

Reeve creyó en la relación y en la reciprocidad, tanto con su cuerpo como con su familia, sus amigos y su vocación profesional, aun cuando no podía sentir el contacto físico de los demás y su cuerpo había dejado de hablarle. Hoy en día, sin embargo, parece que están abriéndose de nuevo algunas puertas que no se sabe bien dónde pueden conducir. Al asumir la responsabilidad, aceptar plenamente su estado después del accidente y trabajar con perseverancia, resolución y mucha ayuda a lo largo de los años, Reeve demostró que con firmeza de ánimo y fe en lo que podía ser posible, sin negar las dificultades del día a día en una situación como la suya, podía conseguir cambios positivos en su vida y en la de su familia y amigos.* En cierta ocasión escuché a Reeve decir, en una conferencia pronunciada en abril de 2004: «Cuando las cosas van bien, todavía puedo atenerme a la disciplina, sea cual sea. Nuestra mente encierra infinitas capacidades para influir sobre el cuerpo».

Creo que merece la pena señalar antes de cerrar este capítulo que en el año 2018 se produjo la muerte de otra persona intrépida que vivió mucho más tiempo de lo que nadie pensaba que viviría, y que también mostró una tenacidad y un compromiso increíbles para vivir con la máxima plenitud posible a pesar de padecer una enfermedad muy debilitante y potencialmente

* Sin negar las dificultades emocionales y otras asociadas a la situación que, un día sí y otro también, modificaban la vida de todos los miembros de la familia Reeve y reorganizaban sus relaciones, Dana, su esposa, dijo: «No quiero que solo se me considere como una mujer santa que únicamente vive para su marido. Eso forma parte de mí, pero también soy muchas otras cosas. Estoy enamorada de él, le soy fiel y experimento un sentimiento de obligación que asumí el día en que decidí hacerme cargo de la situación. Su cuidado físico se halla ahora en manos de las enfermeras. A ellas se lo he encomendado porque, además de ser paciente y cuidadora, debemos seguir siendo marido y mujer». (Entrevista publicada en internet el 3 de mayo de 2003 en *The Daily Mail* [Reino Unido].)

desmoralizante. Me refiero a Stephen Hawking, el físico teórico y cosmólogo británico que, desde la edad de veinte años, padeció esclerosis lateral amiotrófica (también conocida como enfermedad de Lou Gehrig) y vivió hasta la edad de setenta y seis años (se le dijo a los veintiuno años que solo le quedaban unos pocos años de vida), desempeñando su trabajo desde una silla de ruedas que, con la progresión de la enfermedad, controlaba en última instancia solo con el dedo meñique y los movimientos voluntarios de los ojos, los cuales, junto con un sintetizador de voz computarizado, también le permitían hablar. Sin embargo, su mente, no afectada por la enfermedad, contribuyó a importantes avances y descubrimientos en algunas de las áreas más profundas de la física y la cosmología, en particular el descubrimiento de que los agujeros negros emiten radiación, ahora conocida como radiación Hawking, y que, por tanto, en última instancia, explotarán y devolverán su sustancia y energía al universo circundante. Hawking vivía en un cuerpo que sería un reto inimaginable para cualquier ser humano –imaginémonos no poder mover ninguna parte del cuerpo, excepto un dedo y los ojos–, y sin embargo logró vivir una vida plena, casarse, tener hijos, escribir libros, participar, de manera improbable, en muchas actividades lúdicas e incluso arriesgadas,* y se convirtió en un «célebre icono de la cultu-

* Como, por ejemplo, participar, a la edad de sesenta y cinco años, en un vuelo en un Boeing 747 para simular la gravedad cero o tener la esperanza de pilotar una nave espacial, algo que no vivió para cumplir. Es difícil que incluso la gente que no está discapacitada pueda llevar a cabo semejantes proezas.

ra popular», como lo describe el *New York Times* en su obituario, a menudo situado a la misma altura que Albert Einstein. Hawking dijo, cuando se le preguntó por qué se dedicaba a actividades tan exigentes y arriesgadas: «Quiero demostrar que la gente no tiene por qué estar limitada por sus discapacidades físicas, siempre y cuando no sean discapacitados de espíritu». También dijo: «Cuando te enfrentas a la posibilidad de una muerte prematura, te das cuenta de que merece la pena vivir y que hay muchas cosas que quieres hacer».

Durante un breve perído, a principios de la década de los 2000, conocí a un joven profesor universitario, llamado Philip Simmonds, que padecía la misma enfermedad que Hawking y que, con el apoyo de su familia y de una comunidad de amigos y vecinos, logró encontrar una manera de «aprender a caer»,* como él mismo decía de manera tan elocuente como conmovedora.

En una amorosa valoración de todo lo que es misterioso y sagrado, Emily Dickinson invoca la afirmación sincera de que «yo habito la posibilidad». Y en la siguiente línea habla de

* P. Simmonds, *Learning to Fall: The Blessings of an Imperfect Life*, Bantam, Nueva York, 2003. [Versión en castellano: *Aprendiendo a caer: Elogio de una vida imperfecta*. Barcelona: Editorial Martínez Roca, 2002.]

«una casa más bella que la prosa»; en mi opinión, el término «prosa» se refiere al domicilio de lo razonable, de lo racional, de lo lineal y, en este sentido, de los pensamientos y opiniones frecuentemente limitadores, que nos dicen de manera convincente lo que no podemos hacer, convirtiendo, en consecuencia, en imposible lo imposible, cuando de hecho no es así.

¿Y qué decir de nuestra propia mente y de nuestras circunstancias, a veces no deseadas o aterradoras, cuando nos encontramos, en ocasiones, cara a cara con lo inimaginable?

¿Podemos decir nosotros lo mismo? ¿Podemos afirmar que realmente moramos en la posibilidad? ¿Podemos decir que moramos en la incerteza del no saber y, a pesar de ello, arriesgarnos a contradecir a quienes nos niegan esa posibilidad, ya se trate de desalentadoras voces internas o de otro tipo de voces?

¿Qué tal si lo intentamos ahora, en este mismo momento? ¿Qué tal si lo intentamos con las cosas exactamente tal como son, renunciando durante unos instantes a que sean de otro modo?

¿Qué sentiremos al hacerlo?

Parte II

Llamando a nuestra propia puerta

Llegará un día en que,
al regresar a casa,
te saludarás con gran alegría...

DEREK WALCOTT,
de «Amar después del amor»

¡No puedo escuchar mis pensamientos!

¿No nos hemos dicho nunca algo parecido? Palabras como esas suelen nacer de la frustración cuando nos hallamos en lugares tan ruidosos que nos resulta imposible concentrarnos y en los que incluso tenemos dificultades para escuchar lo que pensamos.

Lo único que escuchamos cuando nos sentamos a meditar y nos adentramos en un cierto grado de silencio es nuestro propio pensamiento, que, en ciertas ocasiones, resulta tan ensordecedor y perturbador como el ruido exterior, hasta el punto de impedir toda posible concentración y eclipsar la calma y el silencio que se hallan por debajo de todo ese tumulto, una vez que la mente ha aprendido o ha sido adiestrada a tranquilizarse y calmarse.

Si aprendemos a escuchar, en un entorno relativamente tranquilo y silencioso, el flujo de los pensamientos como meros pensamientos o meros eventos que aparecen en el campo de la conciencia –cultivando, por ejemplo, el mindfulness mediante una práctica formal de meditación, tal como se describe en el segundo libro de esta serie– y desarrollamos una cierta calma y silencio exterior, podremos percibir con mucha más claridad nuestros pensamientos. Y cuando nos demos clara cuenta de que lo que habitualmente ocupa nuestra mente no es más que ruido mental, empezaremos a relacionarnos con dicho ruido de un modo muy diferente.

Quizás nos sorprenda entonces descubrir que nuestros pensamientos suelen ser caóticos, limitados y repetitivos, el simple fruto de nuestra historia y de nuestros hábitos. Este es un punto que no conviene seguir ignorando porque, cuando no les prestamos la atención debida, nuestros pensamientos acaban dirigiendo nuestra vida sin que nos demos cuenta de ello. Cuando, por el contrario, les prestamos una atención consciente, no solo tenemos la ocasión de conocernos mejor y de advertir lo que ocupa nuestra mente, sino que también podemos establecer una relación diferente con nuestros pensamientos y dejar de estar a su merced. Entonces empezamos a degustar momentos muy reales de libertad que no dependen de las condiciones de silencio interno o externo, ni de las limitadas historias que nos contamos a nosotros mismos, que, si bien pueden ser ciertas en la medida en que funcionan, no suelen llevarnos muy lejos, si lo comparamos con lo que ocurriría si estableciésemos contacto con las dimensiones más elevadas de nuestro ser y de nuestra mente.

No tengo tiempo ni para respirar

> ¿Está estresado? ¿Está tan preocupado por el futuro que el presente se convierte en un mero medio para llegar hasta allí? El estrés aparece por estar «aquí», pero querer estar «allí», o por estar en el presente, pero querer estar en el futuro. Pero esa situación, por más que afecte a casi todo el mundo, es una ruptura que nos desgarra internamente, una escisión muy dolorosa.
>
> ECKHART TOLLE,
> *El poder del ahora*

La formulación de Tolle es la definición más exacta del estrés psicológico que he oído, la lamentable consecuencia de no aceptar las cosas tal como son en el único momento que tenemos para vivirlas.

Pero debemos ser muy cuidadosos, porque la aceptación no tiene nada que ver con la resignación. La aceptación de las cosas tal como son, muy al contrario, requiere una fortaleza y una motivación extraordinarias –especialmente en el caso de que no nos gusten– y una disposición a trabajar sabia y eficazmente como mejor podamos con las circunstancias en las que nos encontremos y con los recursos, tanto internos como externos, de que dispongamos para mitigar, curar, reorientar y cambiar las cosas que podamos cambiar.

Cuando decimos que la aceptación es «radical», queremos decir que va a la raíz de las cosas, es decir, que asume y responde a las cosas tal como son, más allá de lo que parecen y de cualquier preferencia o aversión que alberguemos sobre lo que «deberían» ser o sobre el modo en que «deberían» funcionar, por más difícil que resulte reconocer y renunciar a las historias que nos contamos sobre el modo en que las cosas deberían ser o de quién o de qué es la culpa de que sean de otro modo. Así es como nos abrimos a una verdad más profunda que nos revela un modo más sabio y compasivo de ver las cosas y de actuar en consecuencia. Y cuando adoptamos una forma más sabia y adecuada de ver, conocer y aceptar lo que es, se modifica también la dinámica de lo que es y tiene lugar una transformación de conciencia que suele ir acompañada de cosas muy interesantes que solo son posibles cuando descubrimos una verdad más profunda que antes nos pasaba inadvertida debido a las historias, habitualmente falsas, que solíamos contarnos e impedían que nuestros sentidos se ocupasen de otras cosas.

Aunque siempre podemos, hablando en términos generales, «conocer mejor», solemos sucumbir a la incesante, frenética y no examinada necesidad de creer que, para poder descansar, *primero* debemos alcanzar tal cosa y que, *antes* de poder ser felices, tenemos que lograr tal otra... por más que culpemos de nuestra ocupación e infelicidad a circunstancias externas tales como fechas de entrega, presiones laborales, exceso de trabajo y hasta al tráfico, que puede frustrar nuestro deseo de lograr lo que queremos en el mismo momento en que lo queremos.

¿No se ha descubierto nunca diciendo cosas tales como «¡No tengo tiempo ni para respirar!» para referirse a una ocasión en que se hallaba agotado de ir frenéticamente de un lado a otro, de no llegar a tiempo al aeropuerto, para finalmente caer desfallecido en la cama?

Es muy fácil decir «¡No tengo tiempo ni para respirar!». Pero ¿realmente es cierto?

¿No sabemos acaso que siempre podemos tomarnos un tiempo para orientarnos, escuchar a nuestro cuerpo, recuperar el aliento y relajar nuestras tensiones corporales o mentales? Siempre podemos, si nos damos cuenta de lo que realmente estamos haciendo y sintiendo en un determinado momento, modificar el tipo de *relación* que establecemos con lo que ocurre en el mismo instante o sucesión de instantes en que está ocurriendo. Luego podemos decidir seguir moviéndonos al mismo ritmo o dar un paso atrás y estar más presentes, y de ese modo aumentar nuestra eficacia. También podemos cobrar conciencia de la locura implícita al deseo de hacerlo todo, de la precipitación y de la confusión emocional que todo ello implica y de que, si no renunciamos a alguno de nuestros compromisos, lo único que haremos será aumentar nuestro sufrimiento.

Quizás no advirtamos entonces la posibilidad de detenernos o tal vez creamos que lo que nos jugamos es demasiado importante. Pero, en cualquiera de los casos, siempre podemos estar un poco más atentos y, de ese modo, alejarnos de la locura en que nos hallamos inmersos y de la «seriedad» de la situación, despojándonos así de parte del estrés. Si realmente estamos demasiado ocupados, convendrá insistir en que hay muchas cosas en juego como para seguir moviéndonos de un modo irreflexivo y automático.

Hacer una pausa de vez en cuando nos ayuda a advertir y reconocer la locura de las intoxicaciones en que estamos inmersos. Este gesto de mindfulness y bondad puede ayudarnos a tomar decisiones a largo plazo y cambiar, cuando tal cosa sea posible, nuestro modo de actuar. Cuando nuestra prioridad fundamental consiste en habitar el momento presente independientemente de las circunstancias, porque sabemos que eso es todo lo que tenemos y que la conciencia es nuestro recurso más valioso, tendremos la oportunidad de recuperar la salud en un mundo que cada vez parece más enloquecido y en el que, muy a menudo, la locura (en el sentido que le otorga Tolle) es tomada erróneamente como salud y la salud considerada de forma equivocada como locura y aburrimiento.

Este cambio puede ocurrir en cualquier momento, ya que, de hecho, solo puede suceder en el instante presente. Para ello basta señalar con reconocer la ocasión, recordar que el mundo no es lo que creemos y renunciar a la obligación de alcanzar algún resultado futuro y traicionarnos a nosotros mismos en el presente. Siempre podemos trabajar, lo más atentamente que podamos, con las cosas tal como son.

Solo así podremos cobrar conciencia de nuestra respiración y, por ello mismo, del instante presente y de las posibilidades que todo ello entraña. ¿Estamos dispuestos a ser lo bastante locos como para estar cuerdos?

La infidelidad de los ocupados

> Comprometernos en demasiados proyectos y querer ayudar a todo el mundo en todo momento es la mejor forma de sucumbir a la violencia de los tiempos modernos.
>
> THOMAS MERTON

Hay veces en que los jubilados dicen cosas como «Me mantengo ocupado», para asegurarse, tanto a sí mismos como a los demás, de que, a pesar de carecer de empleo, no han entrado en una vía muerta y están camino del olvido.

Cierto día me escuché, saliendo de algún recodo oscuro de mi mente, pronunciando esas palabras y, antes de poder refrenarlas, ya estaban camino de mi interlocutor.

«¡Espera un momento! –dije entonces–. ¿Qué diablos estoy diciendo? ¿Quién está pronunciando estas palabras? La verdad es que yo no trato de mantenerme ocupado. Lo único que quiero, en realidad, es desocuparme.» Así fue como me alejé de los niveles patológicos de actividad para acabar descubriendo que no es tan sencillo renunciar a las oportunidades, tanto internas como externas –que aisladamente consideradas parecen muy interesantes, necesarias y razonables, pero que siempre acaban consumiendo más energía de la que suponíamos–, que dificultan y llegan incluso, en ocasiones, a imposibilitar que estemos donde estamos y mantengamos un equilibrio sostenible entre el interior y el exterior.

Decir «sí» a más cosas de las que podemos gestionar para estar cómoda e íntegramente presentes es, de hecho, decir «no» a todas aquellas cosas, personas y lugares a los que hemos dicho «sí».

Con ello quiero decir que, cuando nos sentimos desbordados, lo más probable es que estemos tan agitados, distraídos y ensimismados que difícilmente podremos estar presentes con todo nuestro ser con cualquier persona y en cualquier situación y, lo más importante de todo, con nosotros mismos y con lo que más nos interesa. No estaría de más, por tanto, que revisásemos los impulsos y seducciones que nos arrastran a situaciones tan lamentables.

Son muchas las cosas que nos jugamos cuando ignoramos este equilibrio, aun cuando afirmemos estar practicando el mindfulness instante tras instante como mejor podemos. Hay veces en que hacemos las cosas de un modo que casi imposibilita el equilibrio, en cuyo caso estamos siendo desleales a lo que más nos interesa –de eso, precisamente, tratan las prioridades– e incurrimos en lo que tan gráfica como exactamente el poeta y consejero empresarial David Whyte calificó como un tipo de adulterio e infidelidad. En tal caso, no solo nos traicionamos a nosotros mismos, sino que también traicionamos nuestra relación con las personas, y aun con los lugares, porque de ese modo soslayamos inadvertidamente las posibilidades e imposibilidades de cada momento.

Recordar esta visión radical de cuáles son nuestras prioridades en momentos clave puede facilitar que digamos «no», aun cuando nuestro primer impulso, e incluso nuestra respuesta habitual, sea decir «sí».

Este es, precisamente, el dilema que Whyte esboza en la siguiente cita de su libro *Crossing the Unknown Sea*:

> Digan lo que digan los gurús de la Nueva Era, nosotros no construimos nuestra propia realidad. En este sentido, solo nos corresponde una parte muy modesta, dependiendo de lo despiertos que estemos a las corrientes y remolinos del paso del tiempo. La realidad es un continuo diálogo entre nosotros y las incesantes producciones del tiempo. Cuanto más cercanos nos hallemos a la fuente de las producciones del tiempo –es decir, a la eternidad–, más fácilmente descubriremos las corrientes concretas que deberemos navegar un determinado día. El flujo del río del tiempo puede cambiar de forma brusca y convertir súbitamente el discurrir sencillo y amable en un torbellino cuando nuestro jefe, por ejemplo, nos propone un determinado proyecto y, despojados de espacio y temerosos del silencio que podría abrirse ante esa figura de autoridad, aceptamos participar en él, tratando de afirmar así nuestra identidad a través de la acción, cuando sabemos bien

que, dados nuestros compromisos actuales, no podremos atenderlo. Apremiados por el tiempo, nos sentimos entonces acosados por los demás. Cuando, por el contrario, nos abrimos al espacio y al silencio, podemos disfrutar de la inmensidad del silencio que acompaña a una amable, aunque placentera, negativa. Externamente considerada, nuestra negativa puede parecer valentía, pero vista desde dentro no es más que una relación sana con el tiempo. En lo que respecta a nuestro matrimonio con el tiempo, decir continuamente «sí» es un equivalente de la promiscuidad, la infidelidad y la traición. Por ello, el estrés, en mi opinión, es una especie de adulterio en nuestro matrimonio con el tiempo. Si queremos entender los detalles concretos de nuestra realidad, deberemos comprender la relación cotidiana que mantenemos con el tiempo. Ahí radica el secreto de nuestro trabajo cotidiano y, en cada jornada laboral, podemos advertir el modo en que asumimos nuestro matrimonio con el tiempo. Y, del mismo modo, nuestro viaje a través del día resulta esencial para la felicidad que tanto anhelamos.

Si queremos vivir atentos, deberemos permanecer en contacto con los ritmos naturales del despliegue de nuestra vida, aunque en ocasiones nos sintamos lejos o hayamos perdido todo contacto con su cadencia o su llamada interna, en cuyo caso será necesario que lo restablezcamos amable y respetuosamente.

El deseo o el miedo distorsionan a veces nuestra idea de lo que puede o no suceder en un determinado momento. Esto es, de hecho, lo que necesariamente está condenado a suceder. Pero la sabiduría interna derivada de la perseverancia en la práctica del mindfulness y su encarnación en el modo en que nos enfrentamos a todas las situaciones, tanto grandes como pequeñas, puede equilibrar y mantener en perspectiva todas esas distorsiones y la angustia que generan. Pero, para ello, es necesario recordar también lo que es importante y reconocer nuestra adicción a la acción y quizás también nuestra infidelidad a nosotros mismos, al tener la idea ilusoria de que podemos afrontarlo todo, cuando los hechos insisten en que los costes superan a los beneficios. Debemos recordar quiénes somos en realidad, independientemente de que nos hallemos comprometidos en la acción o de que fantaseemos con renunciar a ella –todo lo cual se halla teñido y distorsionado por nuestra falta de atención y por las falsas construcciones de la mente–, sean cuales sean esas preocupaciones y por más que palidezcan ante lo que se halla presente.

*

Llegará el día
en que finalmente sepas lo que debes hacer
y te aprestes a ello.
Ese día dejarás de atender
a las voces que insisten en gritar:
«¡Corrige mi vida!»,
por más que todo empiece a temblar
y sientas su tirón

en tus tobillos.
Cuando sepas lo que debes hacer,
ya no te detendrás,
por más que el viento sacuda
tus mismos cimientos
y sientas el espasmo
de su melancolía.
Era muy tarde,
la noche enloqueció
y la carretera se llenó de piedras y ramas caídas.
Poco a poco, sin embargo,
las voces quedaron atrás,
las estrellas empezaron a resplandecer
a través de las capas de nubes
y de nuevo escuchaste una voz
que reconociste como tuya,
una voz que te acompañó
mientras ibas adentrándote en el mundo,
decidido a hacer
lo único que podías hacer,
decidido a salvar
lo único que podías salvar.

MARY OLIVER,
«El viaje»

Interrumpirnos a nosotros mismos

Nos hallemos o no en condiciones de decirle «no» a nuestro jefe y de mantenernos fieles a nosotros mismos en situaciones sociales complejas en las que hay expectativas e intereses en conflicto, todos podemos beneficiarnos del desarrollo de lo que los profesionales de la modificación de conducta denominan «habilidades de comunicación». Y con ello me refiero a la posibilidad de aprender a transmitir, de manera amable y bondadosa (aunque al mismo tiempo firme y asertiva), el modo en que vemos –o, mejor todavía, el modo en que sentimos– una determinada situación. Pero para poder comunicar cómo vemos o sentimos algo, deberemos, obviamente, ser conscientes de ello porque lo cierto es que, con mucha frecuencia, somos inconscientes –o solo nos damos cuenta de un modo parcial– de lo que nos sucede, sobre todo cuando tenemos problemas y nos sentimos mal y todas las alternativas que se nos presentan parecen conflictivas o demasiado costosas. Y es que, en tales casos, nos guste o no, nos sentimos *atrapados* y desgarrados por sentimientos contradictorios.

Un modo de sanar las comunicaciones potencialmente difíciles consiste en no quedarnos atrapados en el *contenido* de la conversación (con el consiguiente riesgo de creer que nosotros estamos en lo cierto y la otra persona equivocada), sino reconocer los *sentimientos* de los demás y entablar con ellos un auténtico diálogo. Conviene, pues, en este sentido, prestar una adecuada atención, tanto interna como externa, a lo que sucede cuando nos relacionamos con los demás y a las habilidades requeridas para gestionar más conscientemente esas relaciones. Tal vez entonces descubramos, por brindar un ejemplo muy socorrido, que los demás nos interrumpen y podamos encontrar un modo más adecuado de abordar esa situación cada vez que se presente. Es muy frecuente, en tal caso, concluir –especialmente cuando se repite con cierta frecuencia– que a los demás no les interesa lo que nosotros tenemos que decir. En esas situaciones nos sentimos poco respetados, invadidos, infravalorados o intimidados ante ciertas personas, lo que, a su vez, merma nuestra capacidad de expresar de manera clara, auténtica y convincente nuestra visión de las cosas. Sin embargo, de ese modo no solo nos sentimos mal, impotentes, desconsiderados y, muy a menudo, enfadados con nosotros mismos, sino que la persona, la familia o el equipo de trabajo se ven también despojados de nuestra posible contribución, creatividad y especial punto de vista.

Resulta paradójica la inconsciencia de las personas que nos interrumpen y no nos dejan concluir lo que estamos diciendo, lo que pone de relieve que, en muchos casos, ni siquiera nos están escuchando. De esa inconsciencia se deriva, precisamente, la sorpresa y hasta el enfado con que suelen responder cuando se lo señalamos.

También es muy frecuente la rapidez con la que, después de habérselo comentado e independientemente de su sorpresa, vuelven a olvidarlo. Y ello es así porque se trata de un hábito inconsciente que se halla muy arraigado y que, en una u otra medida, todos hemos aprendido hasta el punto de tener asumido que interrumpir una conversación es algo socialmente aceptado. No es difícil advertir, por otra parte, en una habitación llena de hombres que discuten, expresiones manifiestas de virilidad y de poder, sea cual sea el tema que se esté tratando. Las diferencias raciales, de género, edad y poder, así como los prejuicios implícitos, sutiles o no tan sutiles, también pueden intervenir en este sentido, lo que aboca a la *indiferencia* y, a menudo, a algo peor. Así pues, es útil preguntarnos: «¿De quién es la voz que no es suficientemente escuchada , ya sea en la familia, en una reunión de trabajo o en la sociedad en general?». Y después de preguntarnos eso y de reflexionar sobre ello, hemos de mantener en nuestra conciencia lo que hayamos descubierto en esa investigación, para percibir de ese modo con un poco más de bondad y compasión a los demás, en especial a quienes pueden parecer o ser diferentes a nosotros, para, al menos, intentar verlos en su plenitud, en toda su humanidad, o bien para reconocer en ese momento cómo no queremos ser y no convertirnos en una fuente de lo que en la actualidad se conoce como microagresiones.

Es necesaria mucha fortaleza, aplomo y sinceridad para que quien no sabe que interrumpe a los demás –lo que, en un momento u otro, nos incluye a todos– lo reconozca y asuma. Esa conducta, lo sepamos o no, refleja una forma de narcisismo, según la cual lo que yo tengo que decir es más importante –en ese momento, al menos– que las ideas o sentimientos que pueda estar expresando otra persona, independientemente de quién sea y de lo mucho que la respete, y que, por tanto, no puede ser postergado. Pero basta con un momento de reflexión para advertir que esa es en realidad una forma de violencia sutil –o no tan sutil– que no solo daña a la persona que acabamos de interrumpir (y, por tanto, desconsiderar), sino a la integridad del proceso en el que ambos nos hallamos inmersos. Una vez que hemos cobrado conciencia de esa pauta, es necesaria mucha atención para controlar ese aspecto de la conducta que los budistas denominan *habla correcta*.

Pero también convendría, una vez que hemos cobrado conciencia de los problemas asociados a estas interrupciones de la comunicación, prestar atención a una dimensión completamente diferente de la que solemos ser aún más inconscientes, es decir, el modo en que nos interrumpimos a nosotros mismos.

Y, para ello, la contribución de la práctica meditativa –sobre todo de la práctica formal– resulta muy valiosa, porque cuanto más claramente vemos el modo en que nos interrumpimos a nosotros mismos, más probable es que veamos también el modo en que esa conducta afecta a otros aspectos de nuestra vida cotidiana.

La práctica formal de la meditación nos permite advertir el despliegue de los pensamientos en la mente y de las sensaciones en el cuerpo y, por ello mismo, facilita el descubrimiento de todo lo que distrae nuestra atención de lo que hace tan solo unos instantes estábamos pensando o sintiendo. Es precisamente así como la avidez que nos lleva a huir hacia cualquier cosa que despierte nuestra hambre de novedad o dispare una reacción emocional acaba interrumpiendo nuestra experiencia del momento presente. Pero, de ese modo, traicionamos inconscientemente nuestra propia experiencia, la única de la que disponemos, en aras de otra, que suponemos «mejor», sin permitir que aquella se despliegue el tiempo suficiente en nuestra conciencia.

La práctica del mindfulness no solo nos torna más conscientes de la tendencia a interrumpirnos y distraernos a nosotros mismos –y, en ese sentido, de alejarnos de lo que podríamos denominar nuestro objeto o foco primordial de atención–, sino que también, como ya hemos visto, posibilita el desarrollo de una atención más firme, más estable y menos inmersa en las corrientes distractivas de los pensamientos y estados emocionales provisionales. Es así como, con el paso del tiempo, vamos afinando y estabilizando el instrumento de nuestra atención para poder, como si de un microscopio se tratara, concentrarnos y discernir con mayor resolución y exactitud lo que subyace bajo las apariencias y nuestra propia inconsciencia. A falta de esa estabilidad, seguiremos sucumbiendo e interrumpiéndonos a nosotros mismos sin saberlo siquiera.

De hecho, esta modalidad de interrupción no es más que una forma de ponernos la zancadilla a nosotros mismos, porque, en tal caso, disipamos una gran cantidad de energía, algo que, si no estamos atentos, limita nuestra fortaleza, nuestra sensibilidad y nuestra creatividad. Y lo peor de todo es que podemos pasarnos la vida sumidos en este tipo de pautas que velan nuestra mirada y nos impiden advertir lo que se halla frente a nosotros o dentro de nosotros. Así pues, no es difícil, en tal caso, que acabemos soslayando nuestra autenticidad, que nos agotemos y que nuestra vida pierda su sentido sin que sepamos siquiera cómo ha ocurrido todo ello. Resulta, por tanto, muy útil y revelador descubrir el modo concreto en que nuestras propias interrupciones internas –cuando no hay nadie a quien podamos culpar– nos distraen de nuestro principal objetivo, dejando, apenas aparecen, que ocupen nuestro campo de conciencia y se conviertan en el objeto de nuestra práctica meditativa.

También podemos, en ocasiones, convertir las manifestaciones externas de estas interrupciones en un valioso objeto de meditación. Quizás el lector haya advertido ya la incongruencia con la que, al hablar con los miembros de su familia, pasa de un tema a otro sin haber concluido el anterior. Lo mismo sucede en las conversaciones que mantenemos con personas ajenas a nuestra familia. Y es que, cuando nuestra mente se pone en marcha, dejamos de atender lo que está sucediendo y de escuchar lo que otros puedan estar diciéndonos. No es de extrañar que, en tal caso, empecemos a interrumpirles a *ellos* del mismo modo en que nos interrumpimos a nosotros mismos.

Sin embargo, el aumento de conciencia solo es posible mediante un esfuerzo considerable. Tengamos en cuenta que las pautas inconscientes dejan surcos muy profundos en el psiquismo y que es necesaria una resolución muy firme para reconocerlas y renunciar a ellas. Mal podremos pues, si no dejamos de interrumpirnos –sin saber siquiera que lo hacemos–, conocernos, escucharnos y entendernos.

¿Y cómo podemos, por el mismo motivo, estar atentos a los demás si no les escuchamos, si acabamos sus frases antes de que ellos las hayan concluido (porque, si nos detenemos a pensar un poco al respecto, somos tan arrogantes que creemos saber mejor que ellos lo que están tratando de decirnos) y si expresamos automáticamente cualquier cosa que se nos ocurra, esté o no relacionada con lo que se esté diciendo?

Si seguimos ignorando este punto, la cualidad de las relaciones que mantenemos con los demás –por no decir nada de la cualidad de la relación que mantenemos con nosotros mismos– puede verse seriamente afectada. Y esto es algo que, cada día, debemos tratar de no olvidar porque, si bien es fácil hablar sin parar al respecto, no es tan fácil ponerlo en práctica.

No tengo ni un momento libre

La misma agitación caótica de la mente que nos lleva a interrumpirnos de continuo a nosotros mismos y a los demás –y que, con mucha frecuencia, se deriva de impresiones sensoriales provisionales– nos lleva también a atiborrar de cosas nuestra vida para no tener que enfrentarnos con el silencio y no sentirnos así desocupados ni aburridos.

Nos pasamos la vida, especialmente en nuestras horas de ocio, yendo de una cosa a otra. Revisamos nuestros mensajes o nuestros correos electrónicos, escribimos mensajes de texto, entramos en Instagram o chateamos, leemos el periódico, hojeamos una revista, llamamos por teléfono, zapeamos mientras vemos la televisión o vídeos de YouTube, o bien mientras vemos una película en Amazon o en Netflix, visitamos el frigorífico una y otra vez, encendemos la radio apenas subimos al coche, caminamos sin rumbo de aquí para allá, limpiamos compulsivamente la casa, leemos en la cama y decimos cosas absurdas y sin importancia que no hacen más que reflejar las ocurrencias que nos desbordan de continuo. Todas esas son formas muy normales de pasar el tiempo y algunas son incluso absolutamente necesarias para el funcionamiento de nuestra vida y para ocuparnos de las cosas de las que debemos ocuparnos, pero con mucha frecuencia, sin embargo, todas ellas acaban convirtiéndose en una forma de distracción que nos impide estar completamente despiertos a cada momento.

Basta con empezar a prestar atención a todos esos impulsos justo cuando aparecen para descubrir nuestra adicción a la distracción y a llenar de múltiples actividades y contenidos un instante tras otro para no aterrizar plenamente en el momento presente.

Ocupamos todo nuestro tiempo y luego nos preguntamos cómo lo hemos perdido. El curso de nuestra mente se asemeja a los meandros por los que discurre un río. Solo de vez en cuando nos preguntamos dónde estamos, por qué nos sentimos tan mal, tan inquietos, tan alejados de nosotros mismos y de los demás, y tan desconectados de nuestras aspiraciones más profundas. En tales ocasiones nos cuestionamos lo que estamos haciendo con nuestra vida y por qué las cosas no son mejores y más satisfactorias, y quizás tengamos incluso alguna que otra pesadilla. En cualquiera de los casos, sin embargo, no tardamos en regresar a nuestras distracciones habituales porque, a corto plazo, nos hacen sentir mejor y pasar un tiempo que, de otro modo, nos parecería interminable, vacío y aterrador.

Quizás, a la hora de la verdad, tengamos miedo –aunque nos quejemos de ello– a tener tiempo libre. Tal vez temamos lo que podría ocurrir si dejásemos de interrumpirnos a nosotros mismos y permaneciéramos, aunque solo fuera unos instantes, en el momento presente. Quizás lo único que ocurra es que tengamos exactamente el tiempo que necesitamos, pero hemos olvidado la forma de aprovecharlo.

¿Qué sucedería si, al comenzar o al finalizar el día, permaneciésemos cinco minutos tumbados en la cama o sentados prestando atención a nuestro cuerpo y centrados en la simple sensación de estar vivos? ¿Qué es lo que, en tal caso, sucedería? Esto es algo que puede descubrir fácilmente cualquiera que se siente con la intención deliberada de no hacer nada en especial y sin aprestarse a llenar el momento presente de ansiedades sobre el futuro, ideas sobre lo que «tenemos» que hacer o resentimientos sobre algo que ha sucedido de un modo que nos desagrada. Quizás entonces podamos advertir la emergencia de emociones tales como el miedo, la preocupación, el resentimiento o la tristeza, y también podamos familiarizarnos con tales sentimientos y «respirarlos» durante más tiempo del que habitualmente creemos posible. Siempre podemos, en tales casos, preguntarnos si nuestra conciencia de la incomodidad o la agitación se halla, en sí misma, incómoda o agitada, y recordar, cuando estemos tomando una ducha, si realmente estamos en la ducha o, por el contrario, en cualquier otro lugar, inconscientes del aquí, del ahora y del agua que resbala sobre nuestra piel.

Hay ocasiones en que, en un intento de pasárnoslo bien, acabamos atiborrando de actividades nuestras vacaciones y volvemos a casa decepcionados y preguntándonos dónde estuvimos en realidad. Poco importa que, en tal caso, el álbum de fotografías insista en que estuvimos ahí. ¿Realmente estuvimos en ese lugar? En una postal que otras personas y yo recibimos ponía:

«Pasándomelo muy bien. Ojalá hubiera estado ahí».

Ese fue el mensaje que nos mandó una persona describiendo su experiencia al finalizar un retiro de siete días de entrenamiento profesional en Reducción del Estrés Basado en el Mindfulness. Todos los que lo recibimos nos reímos mucho, porque éramos muy conscientes del modo en que –independientemente de nuestra experiencia con la práctica meditativa o quizás incluso a causa de la mayor conciencia que ella nos proporciona– llenamos de continuo nuestra mente. Recordemos que el mismo Basho escribía:

Aun cuando estoy en Kioto
–escuchando el canto del cuclillo–,
tengo nostalgia de Kioto.

Es muy fácil, por más que nos hallemos solos y en plena naturaleza, llenar nuestro tiempo de fantasías, tareas, preocupaciones y hasta del deseo de visitar lugares exóticos. Todas esas fluctuaciones mentales y corporales pueden alejarnos del lugar en el que nos encontremos, llevarnos a anticipar lo que podría ocurrir o dejarnos atrapados en los recuerdos y los deseos. No es infrecuente que la mente que solo se interesa por los lugares exóticos permanezca ciega a las cosas interesantes que la rodean. Esa mente siempre está en busca de un momento mejor, de una visión más hermosa o de una experiencia más adecuada y, aun en el caso de que llegue a ver al osezno, no tarda en quejarse de no haber estado lo suficientemente cerca, o puede que se lamente de haber visto fugazmente la ballena, y se pierda verla en todo su esplendor cuando sale a respirar.

Hay veces en que nuestra mente está tan ocupada que ni siquiera escucha el *sonido* de una ballena o el ladrido de un zorro. Y, por el mismo motivo, puede estar tan llena de ruido que es incapaz de escuchar, aun en medio de la naturaleza, el sonido del silencio. Resulta muy fácil soslayar entonces el momento presente, el cual se encuentra más allá del pensamiento, más allá de nuestra necesidad compulsiva de hacer y de estar en otro sitio, emprendiendo una actividad nueva y emocionante, independientemente del modo en que, en tal caso, racionalicemos nuestros deseos.

Quizás podríamos preguntarnos entonces: «¿Quién es el que necesita algo nuevo y emocionante?», o bien «¿Qué significa exactamente "emocionante"?».

Acostémonos en el suelo y observemos las nubes, sumerjámonos en el canto de los pájaros o en la brisa del desierto, dejémonos acariciar por el aire que rodea nuestro cuerpo, por el calor reflejado por las paredes del cañón o por el juego de las luces sobre la piedra, sintamos la tensión en los músculos del cuello cuando tratamos de encontrar un estacionamiento en medio de una ventisca un día que lleguemos tarde a una cita, independientemente de que nos hallemos en plena naturaleza, en el centro de la ciudad o en una zona residencial. ¿Para qué buscar en otro sitio la emoción o la distracción, cuando la vida siempre se desarrolla aquí y jamás hay, por tanto, mejor lugar ni tiempo que este? ¿Qué sentido tiene, pues, distraernos, cuando las distracciones nos alejan de nuestra vida y llenan el momento presente y nuestra mente perfecta de cuestiones absolutamente superfluas?

¿Podemos estar presentes donde quiera que estemos? ¿Podemos permanecer atentos y conscientes de lo que sucede? ¿Podemos hacerlo ahora mismo?

Entonces no tardaremos en darnos cuenta de que todo está ya bien, mucho mejor de lo que imaginamos. Quizás, en tal caso, comprendamos que –sean cuales sean las circunstancias y el lugar en que nos encontremos– ya estamos simple y cómodamente instalados en nuestro hogar, en nosotros mismos.

Como dice una de las muchas frases ingeniosas que encontramos en internet sobre la práctica de la meditación: «Dondequiera que vayas, ya estás allí. Lo que pase con tu equipaje es ya otra historia».

Una madre estaba enseñando las horas a su hijo pequeño. Juntos cantaban:

–Cuando las agujas del reloj apuntan juntas hacia arriba, son las doce en punto, hora de comer. Cuando forman una línea recta, son las seis en punto, hora de cenar. Cuando están así, son las nueve en punto, hora de jugar, y cuando están de tal otro modo, son las tres en punto, hora de bañarte.

–Y dime, mamá –preguntó entonces el niño–, ¿dónde está el tiempo?

¿Y si todos tuviésemos tiempo de sobra, pero lo hubiésemos olvidado? El mindfulness tiene que ver con recordar, reconectar y recuperar la disponibilidad de nuestra vida en todo momento. Sin embargo, por más momentos que tengamos, estos no duran para siempre. Aunque es difícil de comprender, la ley de la transitoriedad siempre está presente. Así pues, ¿por qué no aprovechar los momentos de que disponemos y unirlos todos para conseguir mucho más tiempo para estar despiertos a lo que es, cuidando de lo que es necesario cuidar y sabiendo sentirnos en casa en nuestra propia piel durante más tiempo, en lugar de desperdiciar muchos de nuestros momentos actuales para tratar de llegar, en el futuro, a otros momentos mejores? Esto es todo. Solo eso.

Tan solo eso.

Llegar al lugar en el que estamos

Durante un paseo meditativo que tuvo lugar en un retiro de invierno en California, salí a una terraza que se hallaba junto a la sala de meditación desde la que se divisaba el paisaje de un arroyo que fluía por una profunda cañada encajonada entre dos colinas. Un bosquecillo ubicado a mi izquierda, en dirección sudeste, florecía uniendo ambas colinas y, junto a él, justo delante de mí, la colina pelada de Marin descendía hacia la derecha en un ángulo de cuarenta y cinco grados. Más allá, el valle se abría ininterrumpidamente hasta las distantes colinas. Entonces experimenté una especie de convulsión visceral, de la que participaron al unísono todos mis sentidos, y caí en la cuenta de que me hallaba en California.

Aunque hacía ya varios días que había llegado a San Francisco y sabía, obviamente, que estaba en California, lo cierto es que, hasta ese momento, no acabé de aterrizar del todo. Entonces fue cuando corroboré y «comprendí» que estaba allí, y California se me reveló plenamente. Esa experiencia evocó de inmediato recuerdos, olores, imágenes y sentimientos de mi infancia (del tipo que uno experimenta cuando tiene seis o siete años y no es originario de ese lugar tan diferente, por cierto, a lo que hasta entonces conocía). En ese mismo instante vi, olí, escuché, saboreé, sentí y conocí California, o al menos ese lugar, ese microentorno llamado Spirit Rock Meditation Center, ubicado en el condado de Marin, con todas sus peculiaridades y sus distintivas cualidades de tierra, aire, agua, vida, vegetación y hasta el croar de las ranas en el arroyo.

El frío relente de la montaña rodea, en plena madrugada,
rodea mi rostro como una bufanda,
mientras tentadoras ráfagas de viento
saturan las ventanas de mis sentidos.
Salgo del comedor,
levanto los ojos (las palabras llegan como una revelación
que expresa perfectamente –como los Salmos–
una situación tan arquetípica)
y contemplo las colinas
doradas por la suave luz del amanecer.

En los días precedentes solo había aterrizado en mi idea de California, y fueron necesarios varios días para acabar de tomar tierra. Solo cuando estamos presentes sin los filtros habituales podemos, en cualquier momento y lugar, llegar al sitio en el que nos encontramos. En cualquier otro caso, solo estaremos, independientemente de que nos hallemos en California, París, el Caribe o nuestro despacho, en nuestra idea del lugar, pero no habremos acabado de aterrizar. Tal vez entonces nuestra tarjeta postal diga algo así como: «Desearía estar ahí».

¡Pero lo cierto es que, aunque no nos demos cuenta, ya estamos ahí! ¡Ya estamos ahí!

Existe un relato, citado con bastante frecuencia, que nos transmite un mensaje parecido. En cierta ocasión, los miembros de una tribu africana fueron contratados para hacer de porteadores y guiar a un equipo de televisión estadounidense a través de la selva para llegar a una determinada ciudad. Apremiados por la urgencia, los periodistas apresuraron el ritmo para llegar pronto a su destino, pero cuando estaban a punto de lograrlo, los porteadores se negaron, pese a todas sus súplicas, exhortaciones y promesas, a seguir adelante. Poco importó que los periodistas insistieran diciendo que ya faltaba muy poco y que, con un último esfuerzo, concluirían su viaje, porque, según dijeron los miembros de la tribu, el ritmo que habían seguido era tan antinatural que necesitaban descansar el tiempo suficiente para que sus almas pudiesen arribar también al lugar en el que estaban sus cuerpos.

Solo podemos decir que hemos aterrizado de verdad cuando vamos más allá de nuestro pensamiento y conectamos con todos nuestros sentidos. Quizás sea esa, a fin de cuentas, la solución al reto y el misterio de nuestra vida. ¿Podremos, «al final de nuestra exploración [...], llegar al lugar del que partimos y conocer el lugar por vez primera»? T.S. Eliot responde positivamente. ¡Lo haremos! ¡Lo haremos!

No dejaremos de explorar
y el final de nuestra exploración

consistirá en llegar adonde partimos
y conocer el lugar por vez primera.
A través de la incierta puerta que recordamos
cuando lo último por descubrir en la tierra
sea lo que fue este principio;
en la fuente del río más extenso
la voz de la cascada oculta
y los niños en el manzano
no familiar por no buscada
aunque oída, intuida, en la quietud
del mar entre dos olas.

T.S. ELIOT, de «Little Gidding»,
Cuatro cuartetos

Pero ¿qué significa «llegar adonde partimos y conocer el lugar por vez primera»? ¿Y qué es, sobre todo, lo que ello implica? ¿Cuándo lo comprenderemos? ¿Sabemos acaso que ya tenemos y somos lo que eso implica? ¿Sabemos acaso que ya estamos ahí..., quiero decir, «aquí»?

La estrofa final de los *Cuatro cuartetos* de Eliot prosigue con el mismo metro, línea y ritmo:

Rápido, aquí, ahora, siempre,
un estado de plena sencillez
(su precio es nada menos que todo)
y todo irá bien y
toda suerte de cosas irá bien
cuando las lenguas ardientes se enlacen

en el nudo de fuego coronado
y la llama y la rosa sean uno.

T.S. Eliot, de «Little Gidding»,
Cuatro cuartetos

¿«Un estado de plena sencillez»? ¿Dónde se supone que podemos encontrarlo?

«Su precio es nada menos que todo.» Esta es realmente la aventura de la vida. ¡Y nada menos que entre paréntesis!

«Y todo irá bien.» Quizás todo ya esté bien... y sea perfecto tal como es. Perfecto tal como es. Aquí. Ahora. Siempre.

Siempre aquí. Siempre ahora. Y saberlo aquí y ahora por vez primera, un instante tras otro y otro.

Es imposible llegar allí desde aquí

Llegar adonde partimos y conocer el lugar por vez primera va mucho más allá de lo que a primera vista parece. Son tantas las dificultades con las que podemos tropezar a lo largo del camino, especialmente el modo en que pensamos o las ideas a las que nos aferramos sin examinarlas siquiera, que corremos el riesgo de que tal cosa nunca suceda. Para llegar al lugar (o a la visión) –a cualquier lugar o visión verdaderos–, se requiere de una gran apertura; o, dicho de otro modo, para ver lo que hay que ver y conocer lo que hay que conocer, es necesaria una gran simplicidad. Y ambas cosas son imposibles si insistimos en mirar tan solo a través de las lentes interpuestas por nuestras ideas y nuestras opiniones, por más extraordinarias y eruditas que puedan parecer.

Esa apertura radical a lo que todavía no hemos experimentado cuesta, en palabras de Eliot, nada menos que todo. Hay veces en que estamos tan identificados con nuestro camino y tan condicionados a creer que lo conocemos que no estamos dispuestos a pagar el precio. Pero, de hecho, todos somos recién llegados que continuamente se aproximan al umbral de lo desconocido, que, lo sepamos o no, *siempre* se halla presente. De ahí la importancia capital, si queremos adentrarnos en ese nuevo y creativo territorio, de confiar en nuestras intuiciones más profundas, aun cuando contradigan lo que al respecto afirme el pensamiento convencional.

Si es verdad que siempre estamos aprendiendo, a pesar del sufrimiento y las dificultades que ello entraña y a pesar de que, en ocasiones, avanzamos a trompicones, la experiencia acabará obligándonos a trascender las fronteras de nuestras creencias habituales –un mero producto del condicionamiento al que, desde nuestra más temprana infancia, nos vimos sometidos y al que después se le agregó el proceso de entrenamiento profesional– y las pautas de percepción y pensamiento en las que con tanta facilidad solemos caer debido a que nos resultan muy familiares y cómodas y a lo bien que funcionan en determinadas ocasiones. Hay veces en que esas pautas mentales y esas creencias rutinarias pueden atraparnos en modalidades de pensamiento y comprensión que impiden la emergencia de una visión ortogonal y el acceso, por tanto, a nuevas perspectivas. Y esto es cierto en cualquier circunstancia, independientemente de nuestra experiencia, de nuestro aprendizaje y de nuestra intuición. Esa es, en mi opinión, una lección continua de humildad y desapego (y muy difícil, por cierto) con la que solemos tropezar una y otra vez. En última instancia, se trata de la lección de que todo en la vida –y no solo las cosas que nos gustan o las situaciones a las que estamos acostumbrados– es cuestión de práctica y constituye una invitación a confiar en nuestra intuición y en nuestra experiencia y a permanecer abiertos a lo desconocido, incluso –y muy especialmente– ante nuestra ceguera y nuestros defectos.

En tales ocasiones, es necesario asumir un enfoque completamente diferente, un enfoque lo bastante valiente y atrevido como para renunciar al territorio familiar en el que nos sentimos cómodos y adentrarnos más allá del horizonte de lo conocido en el territorio de lo desconocido, en el que intuimos que hay algo importante. Y esa es, obviamente, una decisión aterradora y nada sencilla. De hecho, no creo que haya nada que resulte más difícil. A continuación presentaremos un relato del desarrollo de un nuevo campo dentro del ámbito de la terapia cognitiva que requirió de un gran cambio en nuestro modo de concebir el «tratamiento psicológico». Lo digo porque el mindfulness se ha popularizado en los círculos psicológicos tradicionales, debido, en parte, al MBSR y, en parte, al trabajo que presentamos más adelante y que ha llegado a conocerse como terapia cognitiva basada en el mindfulness (MBCT, por sus siglas en inglés). También han influido en esta popularización otros enfoques basados en el mindfulness, como la terapia cognitivo-conductual (TCC), la terapia de aceptación y compromiso (ACT), el mindfulness y la autocompasión (MSC) y diferentes psicoterapias «informadas por el mindfulness» que ya han transformado el panorama de la psicoterapia y la psicología. Pero es la MBCT la que abrió el camino que acabó enraizando la terapia psicológica en la práctica formal de la meditación intensiva.

Este creciente interés y entusiasmo por el mindfulness refleja, en mi opinión, el hambre de autenticidad, claridad y paz interna que el mundo está experimentando en frentes muy diversos, y que supone un avance extraordinariamente positivo y curativo en nuestro mundo. Pero es muy fácil que la popularización –inevitablemente, al comienzo, como un mero concepto– del mindfulness acabe divorciándose de su arraigo en la práctica y pierda su potencial transformador. La *idea* de estar presentes sin emitir juicios resulta tan convincente que algunos profesionales suponen de forma errónea que basta, para poder enseñarla a los demás, con una simple comprensión intelectual que no requiere de ningún arraigo en la práctica. Lo cierto, muy al contrario, es que, en ausencia de práctica, lo que uno enseña no tiene nada que ver con el mindfulness ni con el *dharma*, independientemente de lo inteligente, articulado, sensible o terapéutico que pueda parecer. Solo la práctica puede permitirnos acceder al espacio ortogonal que se encuentra más allá de las visiones convencionales en las que solemos hallarnos inmersos.* Como ya hemos dicho en varias ocasiones (véanse los libros 1 y 2), la práctica es el único vehículo que puede llevarnos a restablecer el contacto con los sentidos y despertar al espectro completo de lo que es y de lo que puede ser.

* Véase la Parte II del segundo libro de esta serie, *Despertar*, para una descripción e instrucciones explícitas sobre la práctica.

En 1993, como cuentan, en su libro *Terapia cognitiva basada en el mindfulness para la depresión*, los doctores Zindel Segal, Mark Williams y John Teasdale, destacados profesionales del campo de la psicología clínica y de la ciencia cognitiva de Toronto, Norte de Gales (después Oxford) y Cambridge (Inglaterra), respectivamente, visitaron por vez primera la Clínica de Reducción del Estrés. Habían conocido nuestro trabajo a través de Marsha Linehan, terapeuta conductual que había desarrollado un exitoso enfoque asentado en la investigación (al que se conoce como terapia dialéctica de la conducta o TDC) para el tratamiento de personas que padecen un síndrome conocido como trastorno de personalidad fronterizo. Como Marsha no solo es una competente investigadora, sino también una antigua practicante zen, la TDC incorpora el espíritu y los principios del mindfulness, y su abordaje permite que quienes experimentan esta constelación de aflicciones puedan comprometerse en este tipo de práctica formal.

Zindel, Mark y John llevaban, por aquel entonces, año y medio trabajando en equipo para elaborar una nueva forma de terapia cognitiva que previniese la recurrencia de la depresión mayor, una enfermedad muy extendida y debilitadora que puede llegar a impedir la posibilidad de trabajar, dormir, comer y disfrutar de actividades antaño placenteras. Razones tanto teóricas como prácticas les llevaron a decidir la inclusión, en su programa para el tratamiento de quienes padecen esa aflicción, de un entrenamiento grupal en la meditación mindfulness que pudiese aplicarse a la vida cotidiana, y que fuera semejante al que empleábamos en el MBSR.

Su idea consistía en investigar los efectos del mindfulness como estrategia para regular la atención junto a otros aspectos más tradicionales de la terapia cognitiva para enfrentarse de un modo potencialmente nuevo a un grave problema asociado a la depresión mayor, es decir, la elevada reincidencia que suelen presentar quienes han superado con éxito el tratamiento con antidepresivos.

Razones muy diversas les llevaron a sospechar que sería útil combinar el entrenamiento grupal en el mindfulness con ciertos procedimientos de terapia cognitiva que suelen emplearse en terapia individual para reducir la corriente de pensamientos depresivos que desencadenan, por lo general, la recaída. Las personas que han padecido un episodio de depresión mayor tienen la tendencia a caer en corrientes de pensamientos de rumiación depresiva, incluso cuando ya han sido tratadas de dicho episodio y ya no están deprimidas. Por sí sola, esta clase de rumiación puede disparar y amplificar los pensamientos depresivos y arrastrar al sujeto a una espiral descendente que lo lleve a experimentar una recaída.

El razonamiento que les llevó a explorar el posible uso del mindfulness para enfrentarse a los pensamientos negativos era muy interesante. En su opinión, el mindfulness proporciona un marco de referencia adecuado para que los pacientes (1) desarrollen lo que, en términos técnicos, se denominan «habilidades de descentramiento» (es decir, la capacidad de distanciarse y observar con una mayor desidentificación los pensamientos en el mismo momento en que aparecen y considerarlos, independientemente de su contenido, como tales, es decir, como meros eventos en el campo de la conciencia, en lugar de creer que constituyen un reflejo exacto de la realidad o de uno mismo), (2) enseñarles a reconocer el momento en que su estado de ánimo empeora (para que puedan iniciar la práctica interna del descentramiento) y (3) aplicar finalmente, como afirmaban en sus informes teóricos, «técnicas que puedan ocupar los recursos limitados de los canales de procesamiento de información que suelen consolidar el ciclo de pensamientos y afectos negativos».

En la charla que mantuvimos esa misma tarde, mis colegas y yo nos dimos clara cuenta de la compasión por quienes sufren de esa difundida enfermedad que es la depresión que había motivado su interés por ese proyecto y el entusiasmo con que trataban de aplicar su comprensión científica y clínica para atajar la elevada tasa de reincidencia.

John era el único de ellos que llevaba mucho tiempo practicando la meditación y también tenía cierta experiencia en su empleo exitoso con pacientes individuales y una convicción muy profunda en el valor terapéutico del mindfulness para el cultivo de una actitud de aceptación sin juicio de sus estados mentales por parte de quienes experimentaban una recaída en la depresión. Por su parte, Mark y Zinder afirmaban no tener experiencia en la práctica y tampoco mostraban un gran interés al respecto. De hecho, su interés en el MBSR se centraba en el uso del control atencional como vehículo eficaz para favorecer el descentramiento en un grupo de pacientes depresivos. Los tres habían desarrollado programas al respecto en sus propios países y tenían la intención de llevar a cabo una investigación que les permitiera combinar los aspectos más eficaces de sus respectivos enfoques.

Una de las cuestiones esenciales del cultivo del mindfulness consiste en el ejercicio sistemático del reconocimiento y la observación instante tras instante, con una atención estable y desnuda, de los pensamientos como meros eventos que aparecen en el campo de conciencia, sin juzgarlos ni quedarse atrapados en su contenido, así como reconocer esos momentos en los que uno inevitablemente queda atrapado en los pensamientos sin tampoco juzgarse por ello.

La terapia cognitiva también se centra en la identificación y observación de los pensamientos, pero lo hace de un modo más discursivo y dentro de un marco de referencia de solución de problemas que valora sus contenidos como exactos o inexactos y trata de ir remplazando estos por aquellos. Los datos y el razonamiento habían llevado a nuestros visitantes a sospechar que la eficacia demostrada por el tratamiento individual de la recaída en la depresión no se debía tanto a la preocupación por los contenidos como a la identificación instante tras instante de los pensamientos que aparecen en la mente *como meros pensamientos*. Por ello sospechaban de la utilidad del mindfulness, que se caracteriza por un desarrollo mucho más estable y sostenido de la atención y por el empleo disciplinado que el que lleva a cabo la terapia cognitiva de la atención a los pensamientos como meros pensamientos para el tratamiento de las cavilaciones negativas recurrentes. Su intención inicial, pues, consistía en combinar de la forma adecuada el mindfulness con la terapia cognitiva, de un modo que, según sus propias palabras, corrigiese de manera más directa y eficaz las tres cuestiones clave antes mencionadas, es decir, el «descentramiento», la sensibilización a los primeros indicios de aparición de los estados de ánimo negativos y el cultivo deliberado de una atención que «ocupase el espacio» de ciertos canales mentales de procesamiento de información que, de otro modo, resultan demasiado vulnerables a las cavilaciones depresivas.

Pero por más teóricamente posible que pareciese la combinación del mindfulness (como ejercicio de focalización de la atención) y las estrategias de descentramiento (como enfoque terapéutico convencional de la terapia cognitiva dentro del marco de referencia de la solución de problemas), albergaban, desde el mismo comienzo, grandes dudas sobre la eficacia del mindfulness para el tratamiento de las resistencias o de cualquier emoción o crisis que apareciese en la vida de sus pacientes o como fruto de la misma práctica. Por ello su idea, al menos en ese primer encuentro, era la de desarrollar un enfoque terapéutico que pudiese atajar con éxito todos esos problemas.

La combinación de diferentes abordajes en el mismo proceso terapéutico es un enfoque muy frecuente en el campo de la psicología clínica, que tiene mucho sentido si lo que uno hace es introducir un método o una técnica para la regulación de la atención, promover la relajación o cultivar la comprensión de un espectro más amplio de enfoques puestos al servicio de una determinada terapia. En tal caso, el módulo o técnica añadido podrá «funcionar» o no para una determinada persona. No resulta, por tanto, tan extraño que los profesionales consideren el mindfulness como una técnica interesante que pueden «añadir» a un determinado marco de referencia terapéutico que cumpla con una función definida, mientras que los demás elementos se ocupan de otros aspectos. Pero nuestros colegas habían supuesto que el mindfulness requeriría un cambio radical en la perspectiva habitualmente asumida por la terapia cognitiva, lo que tal vez dificultase su posible combinación con otros abordajes. Desde nuestra perspectiva, sin embargo, el problema consistía en su falta de entrenamiento y de experiencia en la meditación mindfulness, que inevitablemente les llevaba a insistir en los aspectos terapéuticos, desaprovechando toda la amplitud y profundidad de la práctica de la meditación. Lo que más nos preocupaba, en suma, era que la práctica de la meditación acabase convirtiéndose –a pesar de sus buenas intenciones– en un abordaje exclusivamente «modular», en una mera técnica combinada con otros enfoques.

Como dijimos apenas nos sentamos y empezamos a hablar, tratamos de subrayar que el mindfulness constituye un universo ortogonal. Por ello no se presta muy bien a aplicaciones modulares limitadas y menos todavía manteniendo un marco de referencia convencional que lo considera como una mera «técnica» que solo «funciona» en determinadas ocasiones. Después de todo, el mindfulness no es, por más que pueda profundizar espectacularmente la estabilidad de la atención y el alcance de la comprensión, una simple estrategia clínica de regulación de la atención. Tampoco es una técnica de relajación, si bien puede inducir profundos estados de relajación y sensaciones de paz y bienestar, ni una técnica de terapia cognitiva que sirva para resolver problemas reestructurando las pautas de pensamiento o la relación que mantenemos con ciertas emociones o estados de ánimo, aunque pueda tener efectos transformadores en el modo en que nos relacionamos con nuestras pautas de pensamiento, reacciones emocionales o estados de ánimo habituales. Tampoco se halla, por último, exclusivamente dirigida hacia el proceso de pensamiento, al margen de las emociones, de las tormentas emocionales y de las reacciones emocionales, porque no es independiente de lo que sucede en el cuerpo y en el mundo en general. Esto y todo lo que ocurre en la experiencia de los diversos estados mentales durante la práctica del mindfulness constituye una totalidad inconsútil, es decir, aspectos diferentes de la propia personalidad y de la experiencia vivida.

También insistimos en que el mindfulness no es, en modo alguno, una terapia. Su objetivo fundamental no apunta a corregir un determinado problema. Por más extraño que parezca a quien no se halle familiarizado con la práctica de la meditación –y admitimos que puede sonar muy raro, sobre todo dentro del contexto profesional que suele adoptarla como una intervención clínica, donde todo se halla comprensiblemente orientado al logro de buenos resultados–, el mindfulness no tiene tanto que ver con el hacer como con la no-acción, es decir, con la exploración y el cultivo de lo que nosotros llamamos *el dominio del ser*. Así pues, los cambios que puedan presentarse se derivan más de un giro de la conciencia –algo que suele acompañar al cambio desde la modalidad del hacer a la modalidad de ser– que de las intervenciones orientadas a resolver un problema u obtener un determinado resultado, como sucede en la terapia cognitiva. Por ello, basándonos en nuestra experiencia en la Clínica de Reducción del Estrés con personas que padecían un amplio rango de trastornos médicos como también con aquellas otras que sufrían de trastornos de pánico y de ansiedad, insistimos en que la práctica sincera del mindfulness como *una forma de ser* puede tener resultados muy saludables en un amplio abanico de personas y problemas, como la reducción de los síntomas, la reactividad emocional en situaciones estresantes y la apertura a dimensiones que trascienden las viejas y limitadoras pautas de pensamiento y sentimiento.

Por ello insistimos en que el mindfulness no se limita a ser una mera técnica, sino que va mucho más allá, ya que es una forma de ser, de ver, de sentir y de experimentar, y que, en consecuencia, cualquier intento de incorporarlo a un tratamiento para impedir la recaída en la depresión mayor tendría que alentar el compromiso real y sincero del paciente con la práctica disciplinada y constante de la meditación, así como que su práctica se aborde, por sí misma, con un espíritu de no esfuerzo. En este sentido, debería enseñarse dentro de un contexto práctico de indagación y diálogo continuo y utilizando su propio lenguaje, el cual es, como bien sabían todos los presentes, muy diferente del que suele emplearse en el ámbito de la terapia cognitiva. La práctica, en suma, debería ser presentada en sus propios términos, como una forma de no-acción que alienta una actitud interna y contraintuitiva de aceptación y apertura que permite al paciente habitar su cuerpo de un modo más amable y compasivo y aceptar los pensamientos y sentimientos sin juzgarlos ni tratar de sustituir un pensamiento o pauta de pensamientos por otros.

Quizás no fuese posible, pues, a la vista de todo lo anterior, combinar –por más que se tengan en cuenta todas esas consideraciones– el mindfulness con la terapia cognitiva sin desnaturalizarlo. Por ello insistimos a nuestros colegas en que, si querían que su empresa tuviera algún valor, debían organizarla en torno a la práctica y el entrenamiento del mindfulness para enfrentarse a emociones difíciles y situaciones problemáticas. Cualquier otro abordaje corría el peligro de convertirse en una caricatura de lo que, en realidad, es el mindfulness, desnaturalizando y desaprovechando el poder y la riqueza de sus muchas y sutiles dimensiones.*

* Tal vez el lector haya pensado que nuestra investigación sobre la psoriasis sugiere la posibilidad de que la mera escucha del audio de una meditación

Ese fue el mensaje que quisimos transmitirles en nuestro primer encuentro y, en este sentido, debemos agradecer su apertura y amabilidad, pues pudimos exponerles de manera muy clara y directa nuestro punto de vista. Lo que no resultó tan evidente fue que comprendieran todas las implicaciones que suponía la adopción de ese enfoque para ellos como individuos y como equipo, y también para sus pacientes.

Pero había otra cuestión en juego porque en un principio habían pensado, muy comprensiblemente, por otra parte, en la posibilidad de enseñar a sus pacientes a meditar empleando para ello con regularidad –incluidas las mismas sesiones de entrenamiento– nuestros audios de meditaciones guiadas. Aunque John Teasdale, como ya hemos señalado, tenía un profundo interés y experiencia personal en la práctica de la meditación, carecía de toda experiencia en la enseñanza grupal de la meditación, una empresa muy difícil y compleja para cualquiera, independientemente de las circunstancias y aun después de llevar tiempo dedicándose a la enseñanza de la meditación.

Pronto resultó evidente que, si de verdad querían llevar a la práctica su pretensión, deberían, en tanto que equipo, considerar muy en serio la necesidad no solo de emprender la medita-

---

guiada puede propiciar un buen resultado sin necesidad de apelar a ningún tipo de instrucción, *feedback* o participación grupal que no sea el contenido de dicho audio. Pero hay que decir que ese protocolo se empleó para un propósito muy concreto y limitado a una circunstancia específica, y que no resulta especialmente útil incluirlo en un programa grupal dirigido por un instructor y orientado hacia personas que corren el riesgo de experimentar una recaída en la depresión.

ción, sino también de instruir y guiar a sus pacientes en las distintas prácticas basándose en su propia experiencia directa, cualquiera que fuese el método que decidiesen emplear para el trabajo cotidiano entre una clase y la siguiente. Cuando insistimos en las dificultades –cuando no en la clara imposibilidad– que supone recomendar la práctica de la meditación sin haberla emprendido uno mismo, los acontecimientos experimentaron, al menos para Mark y Zindel, un giro inesperado.

Pedir a los demás que hagan algo que uno no hace (y, en el caso concreto de la meditación, sin tener ninguna experiencia directa de ella) resulta incompatible con un enfoque que exige un compromiso práctico junto a los pacientes. Y esto subraya la diferencia fundamental de pensamiento existente, en ocasiones, entre los abordajes terapéuticos convencionales, propios del ámbito de la psicología (donde los métodos se ponen al servicio del logro de determinados objetivos terapéuticos), y el adiestramiento meditativo, en el que la práctica no es tanto una técnica orientada instrumentalmente hacia el logro de un estado más deseable, sino un fin en sí mismo (véase a este respecto, en *La meditación no es lo que crees*, el capítulo titulado «Dos formas de concebir la meditación»).

Además, la ética profesional de los terapeutas insiste en mantener una separación muy estricta entre sus propias necesidades, intereses y compromisos personales, sean estos los que sean, y los de sus pacientes. Desde nuestro punto de vista, sin embargo, si realmente queremos entender el funcionamiento del mindfulness y sus efectos sobre nuestros pacientes, uno debe emprender una aventura cuya naturaleza es, en gran medida, impredecible y que muy probablemente no sea solo profesional, puesto que, a lo largo del proceso, uno sigue creciendo como persona. Pero esto no quiere decir que no debamos observar y satisfacer los criterios más elevados de la conducta profesional y mantener las necesarias distancias, sino tan solo que, en tal caso, el papel de terapeuta debe expandirse hasta llegar a acomodarse y encarnar plenamente el papel de maestro de meditación.

¿Cómo podríamos –hablando en términos prácticos– compartir y explorar la práctica del mindfulness con nuestros pacientes si no la hubiésemos cultivado nosotros personalmente? La familiarización con el paisaje del ahora que se deriva de la práctica, el cultivo sistemático y directo de nuestra mente (incluyendo todas sus actividades, resistencias y distracciones) y de nuestro cuerpo, y de todo lo que sucede en él en respuesta a los pensamientos y estados de ánimo, no formaban parte del repertorio diario de dos de los instructores, por más que esperasen –o, al menos, debían esperar, si realmente querían servirse del potencial curativo y transformador de la meditación– esa familiaridad y ese esfuerzo por parte de sus pacientes. En tal caso, no dispondrían de la experiencia necesaria para conectar con la experiencia meditativa de sus pacientes, ni podrían responder a las preguntas que estos les formulasen acerca de la práctica, ni ayudarles a enfrentarse adecuadamente a los sentimientos, dificultades y comprensiones que implica su aplicación a la vida cotidiana.

Mis colegas y yo estábamos muy satisfechos por haber tenido la ocasión de mantener esta conversación y muy contentos de que otros profesionales se interesasen en la aplicación de nuestro enfoque en sus propios intereses clínicos. Esto era precisamente, a fin de cuentas, lo que esperábamos que sucediese, que el mindfulness acabara convirtiéndose en una fuerza creciente dentro del campo de la medicina y de la atención sanitaria, e incluso más allá de ellas. Pero esa tarde me di cuenta del profundo abismo que separaba nuestros marcos de referencia, nuestros vocabularios y hasta nuestro modo de hablar del mindfulness, por más que su apertura, autenticidad y respeto resultaran evidentes. Entonces me descubrí pensando en el modo de transmitir nuestra forma radicalmente diferente de abordar el problema al que nos enfrentábamos de un modo útil, sin que pareciese que nos aferrábamos a una visión estrecha y limitada simplemente porque estábamos cómodos en ella o porque nos sentíamos amenazados por sus sugerencias o sus perspectivas. Entonces me sentí obligado a aclarar lo que, en mi opinión, era el problema fundamental, sin dejar de subrayar la exactitud de su intuición y de su motivación.

Entonces se hizo un silencio y, al cabo de unos instantes, parecieron darse cuenta del abismo que nos separaba. Al fin rompí el silencio y dije: «En la escarpada costa de Maine se utiliza con cierta frecuencia una expresión coloquial para responder a los turistas que preguntan por una determinada dirección, "Es imposible llegar allí desde aquí". Creo que eso es precisamente lo que estáis proponiendo».

Con ello no pretendía, como cualquiera puede leer en su relato que hicieron de esa y de sus posteriores visitas, desalentarles. O quizás fue tan solo una prueba para ver cómo respondían y verificar su predisposición a encontrar un modo adecuado de «combinar» el mindfulness y la terapia cognitiva, en el que estuviéramos de acuerdo todos y que fuese conmensurable con la amplitud y profundidad de la práctica del mindfulness. Lo único que traté de decirles fue que, si de verdad querían comprender el mindfulness, no debían olvidar las complicaciones que conlleva su integración en la práctica clínica, que difícilmente podrían superar si solo practicaba la meditación uno de ellos. Eso implicaba que, en nuestra opinión, todos ellos debían emprender la práctica, pero no solo para saber de qué se trataba, para mantener las apariencias o para experimentar directamente lo que iban a pedir a sus pacientes, sino para experimentar sinceramente y por sí mismos los principios a los que se atiene la práctica del MBSR, según los cuales no pedimos nada a nuestros pacientes que no nos pidamos cotidianamente a nosotros mismos.

¿Cómo podrían –me preguntaba– esos tres eminentes científicos/clínicos establecer un plan de acción conjunto que se hallase profundamente asentado en el modelo y el vocabulario de la terapia cognitiva, cuando solo uno de ellos tenía experiencia directa en la práctica de la meditación? ¿Y cómo podrían, en tanto que miembros de un equipo, dejar a un lado las reservas profesionales que pudieran albergar no solo concernientes a la *práctica*, sino también sobre la *enseñanza* de la meditación? ¿Cómo podrían quienes no tenían interés ni experiencia en la meditación dejar a un lado el marco de referencia que habían sostenido durante su período de formación y de ejercicio profesional y emprender una práctica personal primero por curiosidad, pero luego debido a que, como les dijimos, la única posibilidad de entender la meditación consiste en practicarla? ¿Se hallarían lo bastante motivados individual y grupalmente como para emprender ese trabajo y seguir su intuición profunda, más allá de expectativas, conceptualizaciones y reservas? Era probable que todo ello les obligara a renunciar al vocabulario especializado de la terapia cognitiva a la hora de enseñar a sus pacientes, trocando el papel de terapeuta por el de instructor de mindfulness, y a dejar de lado de forma provisional y deliberada sus visiones, ideas y modelos conceptuales clínicos sobre el funcionamiento de la mente.

Lo único que, de hecho, estábamos sugiriendo era la necesidad de que todos emprendieran una práctica sistemática y disciplinada que les permitiera observar el despliegue de actividad que tenía lugar en su mente y en su cuerpo, y asumir de forma provisional todo lo que apareciese en sus propios términos, en lugar de preocuparse por relacionarlo de inmediato con teorías sobre el control atencional, la mente de sus pacientes o la recaída en la depresión. Todo eso, obviamente, era, en tanto que contenidos de la corriente de su mente, inevitable. Y también sería inevitable, necesario y aun deseable algún tipo de síntesis. Lo que nos preocupaba no era eso, sino si podrían poner provisional y deliberadamente en suspenso su marco de referencia habitual, su sistema de coordinación cognitivo y dedicarse a observar sin más lo que sucedía en su mente y en su cuerpo.

A decir verdad, yo no creía que estuvieran dispuestos a emprender ni individual ni grupalmente tal aventura. Pero eso, desde nuestro punto de vista, era lo mínimo que debían hacer porque, en caso contrario, les resultaría imposible llegar «allí» desde «aquí». Paradójicamente, si se quitaban por un tiempo las lentes que habían estado usando –lo que, por cierto, no resulta nada sencillo–, acabarían descubriendo que el «allí» al que querían llegar ya se encontraba realmente «aquí». Para darse cuenta de ello, lo único que se requiere es despojarse de forma provisional de las lentes habituales y ver las cosas con ojos nuevos o con lo que podríamos denominar las «no lentes» de la mente original, y contemplar con una atención pura, más allá de juicios, conceptos y reacciones, el despliegue instante tras instante de la experiencia. Y puesto que ninguno de ellos había experimentado la enseñanza de la meditación en un contexto grupal, ese aspecto de la práctica –añadido a la práctica personal– requeriría tiempo y profundización. Sin esta garantía, su empresa acabaría fracasando. Y esa era desde luego una decisión que debían tomar tanto individual como grupalmente, porque lo que estaban a punto de hacer era, desde nuestro punto de vista, un extraordinario salto hacia lo desconocido.

Pero eso fue, para nuestra sorpresa, lo que hicieron, y no solo debido a nuestra insistencia, sino porque nuestros comentarios les habían intrigado. Y ese cambio de motivación se mantuvo cuando finalmente volvieron a casa. Como relatan en su libro,* empezaron, en un primer intento de intervención clínica, poniendo a prueba sus ideas y descubriendo la facilidad con la que, en lugar de afrontar los problemas que se presentaban como parte de la práctica de la meditación, caían en las habilidades aprendidas en la terapia cognitiva. Ese primer intento de enseñanza del mindfulness les llevó de nuevo hasta la Clínica de Reducción del Estrés para profundizar su práctica, entender mejor lo que sucedía en el MBSR y observar y estudiar el modo en que trabajan los instructores de MBSR en las diferentes fases del proceso. Entonces fue cuando, en algún momento de su segunda visita, Mak y Zindel tomaron la decisión de emprender, como John, la práctica regular y cotidiana de la meditación mindfulness.

Los encuentros posteriores dejaron muy clara la seriedad de su empeño, no solo como profesionales, sino también como personas que se habían enfrentado a sus problemas y reservas profesionales. Y eso, según dijeron, resultó muy difícil y doloroso y, en ocasiones, se vio acompañado de muchas dudas e incluso de arduas batallas. Pero cada uno de ellos abrazó, per-

* Z.V. Segal, J.M.G. Williams y J.D. Teasdale. *Mindfulness-Based Cognitive Therapy for Depression*, 2ª edición, Nueva York: Guildford, 2013. [Versión en castellano: *Terapia cognitiva basada en el mindfulness para la depresión*. Barcelona: Editorial Kairós, 2015.] Véase en particular la introducción, en la que relatan, con extraordinaria honestidad personal y discernimiento científico, su punto de vista sobre estas visitas.

severó y profundizó en la práctica regular hasta alentar una motivación basada en la curiosidad y la compasión, además del deseo de aliviar el sufrimiento de quienes padecían las aflicciones de la depresión. Tenían el aliento y el apoyo moral de todos los miembros del Centro de Mindfulness para la Medicina, la Salud y la Sociedad, que les respetábamos y valorábamos muy positivamente la magnitud y profundidad de la innovación que estaban tratando de aportar a la terapia cognitiva y a sus habilidades como científicos y como clínicos, por no decir nada del placer que suponía estar con ellos, una amistad que, con el paso del tiempo, no hizo más que crecer y profundizarse.

Su exploración personal y su investigación científica les han permitido contribuir –tanto de manera individual como colectiva– de forma muy positiva al tratamiento de la recaída en la depresión. Y ello, en mi opinión, no hubiera sido posible de no haber tenido el coraje, como equipo, de suspender provisionalmente su marco de referencia profesional y entregarse, cada uno a su modo, al silencio y a observar, instante tras instante, el despliegue de su propia experiencia directa, utilizándose a sí mismos como laboratorio para entender, de manera diferente, complementaria y más directa, su mente y la mente de sus pacientes.

Me parece extraordinario que tomasen esa decisión y que perseverasen en ella, contra viento y marea, a lo largo de los días, las semanas, los meses y los años. Su actitud y tenacidad fueron, para mí, una prueba evidente de que su motivación esencial no giraba en torno a su estatus o su ego. No parecían mostrar recelo personal ni profesional alguno sobre el camino en el que estaban embarcándose, aunque expresaran con una sonrisa algún que otro comentario irónico sobre lo que dirían sus colegas profesionales cuando se enterasen de que estaban practicando y enseñando la meditación. Se mostraron muy dispuestos a aprender y ampliar su marco de referencia para aproximarse a la mente y, algo habitualmente ajeno a la tradición de la terapia cognitiva, también al cuerpo. En este sentido, su libro representa un intento valiente e imaginativo de narrar la historia del desarrollo de la terapia cognitiva basada en el mindfulness desde la perspectiva de su propia experiencia personal, ilustrándolo con curvas de aprendizaje, algo que casi nunca aparece en los manuales profesionales. Ese libro proporciona al lector una sensación muy profunda de lo que realmente implica la búsqueda auténtica de un camino que integra dos visiones muy diferentes pero igualmente poderosas para la comprensión de la mente y la curación del sufrimiento. Como consecuencia, y desde luego también a causa de las bondades de su investigación, son muchos los colegas que han descubierto que su libro y el trabajo que describe no solo resultan científicamente convincentes, sino también muy inspiradores. Tal vez por ello su publicación, junto a una serie de artículos científicos que se ocupan de describir su trabajo, ha acabado despertando el interés en el mindfulness y en sus aplicaciones al ámbito de la psicología clínica.

En fecha más reciente, han publicado otro libro igualmente elegante –esta vez un manual de trabajo– para sus pacientes, esto es, las personas que sufren de un trastorno depresivo grave y desean tener cerca un apoyo en sus esfuerzos autodirigidos para aplicar el mindfulness y liberarse de los arraigados hábitos de la rumiación depresiva.*

Creo que, si se les preguntase, los tres coincidirían en que su compromiso con la práctica y con la enseñanza de la meditación y la magnitud de los efectos que han observado entre las personas que han seguido su programa han ampliado su visión de la mente y del cuerpo, y que esta ha experimentado una considerable expansión y, hoy en día, es más matizada, más sensible, más comprehensiva y quizás también más optimista, de forma que en la actualidad los tres tienen una mayor confianza en las posibilidades del ser humano. Pero esto, de ser cierto, no es algo que les hayamos enseñado nosotros, sino que lo aprendieron profundizando en su propia práctica. El tiempo que hemos colaborado nos ha llevado a aprender de ellos *al menos* casi tanto como ellos han aprendido de nosotros y, a lo largo de ese proceso, seguimos disfrutando del misterio de nuestra colaboración y de las relaciones y aventuras que ha generado.

Su trabajo ha contribuido muy positivamente al establecimiento de un puente entre dos mundos que, hasta hace muy

* J. Teasdale, M. Williams y Z. Segal. *The Mindful Way Workbook: An Eight-Week Program to Free Yourself from Depression and Emotional Distress*, Nueva York: Guilford, 2014. [Versión en castellano: *El camino del mindfulness: Un plan de 8 semanas para liberarse de la depresión y el estrés emocional*. Barcelona: Ediciones Paidós Ibérica, 2015.]

poco, apenas si se hablaban: el mundo de la psicología clínica y el mundo de la práctica meditativa y, más allá de este, el mundo del Dharma. El tráfico en ambas direcciones que ahora discurre a lo largo de este puente está contribuyendo a profundizar nuestra intuición y nuestra comprensión de ambos mundos. Y lo que todavía es más importante, las conclusiones de las investigaciones realizadas sobre la naturaleza de la emoción y el modo de regularla a través de la atención para reducir el sufrimiento y liberar a las personas de la sombra oscura de la depresión están contribuyendo al desarrollo y la expansión de aplicaciones derivadas del mindfulness orientadas a la curación de nuestro mundo, enfoques basados en la firme comprensión de que no basta con el mero *concepto* de mindfulness, sino de que también es necesario asentarlo en la práctica.

Desbordados

En cierta ocasión, llamé por teléfono a un profesor de religión para organizar una reunión con un grupo de docentes con el que debíamos elaborar un programa de contemplación dirigido a estudiantes universitarios de los primeros cursos. En el curso de la conversación me dijo que, entre la enseñanza, la investigación, los viajes de estudio y la educación de sus hijos, se hallaba completamente desbordado.

Por alguna razón, mi primera reacción fue la de reírme y bromear un poco al respecto, pero no tardé en darme cuenta de que las cosas no eran para él tan divertidas, un síntoma muy revelador de nuestro tiempo que me entristeció y decepcionó profundamente. En alguno de los recodos más profundos de mi psiquismo, yo albergaba la idea de que un profesor de la Ivy League* debía ser un erudito en religiones orientales y un experto practicante de la meditación que llevaba una vida tranquila y pacífica en un campus idílico. Lo hubiera comprendido en

* La Ivy League congrega a un grupo selecto de ocho universidades privadas de Nueva Inglaterra, famosas por su prestigio académico y social. (*N. de los T.*)

el caso de que estuviéramos hablando de la facultad de medicina, de derecho, de ciencias empresariales o incluso de biología. Pero ¿cómo podía ocurrir tal cosa en el departamento de religión? ¿Cómo podía ocurrir en el ámbito de las humanidades?

Entonces me di cuenta de lo compartimentalizada que está nuestra mente. Todavía tengo el recuerdo romántico de la época, a comienzos de la década de los 1960, en que estuve en la universidad, un tiempo en el que las cosas discurrían lenta y relajadamente, un tiempo en que la vida se desarrollaba a una escala más humana y a un ritmo que no abocaba a la sensación de desbordamiento continuo, exceptuando, claro está, la violencia de la segregación en el sur, la crisis de los misiles, etc. Pero atrapados como estábamos en el papel de espectadores impotentes de lo que bien podía haber acabado conduciendo al «fin del mundo», incluso la crisis de los misiles parecía discurrir a un ritmo más tranquilo.

Hoy en día, sin embargo, la experiencia interna y directa de las cosas que nos suceden o que suceden a nuestro alrededor discurre con tanta rapidez que apenas podemos saber lo que está ocurriendo, ya sea de manera individual o colectiva, dentro de nosotros o a nuestro alrededor. Como la rana proverbial colocada en un recipiente cuya temperatura se eleva gradualmente, no nos damos cuenta de la velocidad y la violencia con que se suceden los acontecimientos hasta que acabamos escaldados o, en el caso de la rana, muertos, sin haber tratado siquiera de salir del cazo, como sin duda habría sucedido de haberla colocado de entrada en agua hirviente. La velocidad misma nos pasa desapercibida y ha acabado convirtiéndose poco a poco en una forma de vida a la que, sin darnos cuenta, nos hemos tornado adictos. Y es que, hemos ido acostumbrándonos a lo que ahora es una aceleración continua que alienta la expectativa creciente de hacer cada vez más cosas, de procesar cada vez más información (tanto la deseable como la que no lo es), de conseguir una gratificación instantánea, aunque solo sea por la velocidad con la que nuestro ordenador, si acaso lo desconectamos, se inicia cada mañana, o por la rapidez con la que accedemos a internet. Pero como ya hemos visto, y sabemos en lo más profundo de nuestro corazón, seguimos ese ritmo para cumplir nuestros programas, hacer las cosas que tenemos que hacer, conseguir lo que queremos y escapar de lo que nos desagrada, para acabar sintiéndonos desfondados, sin tiempo para respirar o estar simplemente tranquilos sin hacer nada, disfrutar de lo que hayamos logrado o sentir nuestro dolor y nuestra tristeza.

El único modo de mantener la cordura en una época tan acelerada como la nuestra consiste en familiarizarnos con la calma. El silencio y la quietud no pueden seguir siendo un lujo que solo se halle al alcance de monjes o monjas que han renunciado a la vida mundana, de quienes se aventuran en la selva o de quienes pasan sus vacaciones en los parques nacionales. No estoy hablando aquí de un tiempo de ocio, sino de un tiempo dedicado a no hacer, estoy hablando de descansar profundamente, con la mente espaciosa y abierta, fuera del tiempo, en la conciencia pura. Si esto resulta curativo cuando nos enfrentamos a enfermedades crónicas que ponen en riesgo nuestra vida, cómo no lo será frente a la enfermedad de sentirnos total y crónicamente desbordados, con la sensación de que nuestra vida se despliega a un ritmo que el sistema nervioso y el psiquismo humano son incapaces de gestionar.

En cierta ocasión dirigí un taller de mindfulness en un congreso empresarial de Chicago al que asistieron unas cincuenta personas. Comencé señalando la posibilidad de permanecer sencillamente sentados durante veinte minutos sin nada que hacer y sin ninguna instrucción que seguir. Para ello, les sugerí que abandonaran toda expectativa y toda idea que tuvieran sobre el taller y el motivo que les había llevado hasta allí (porque nadie estaba accidentalmente en la sala, y algo, a fin de cuentas, les había llevado hasta allí), que dejasen a un lado las tazas de café y los periódicos y nos dedicásemos, durante unos minutos, a sentir cómo eran, para nosotros, las cosas en ese mismo instante... y hubo quienes, al empezar la práctica, no tardaron en romper a llorar.

En la charla que siguió a la experiencia, les pregunté lo que les había hecho llorar. Un ejecutivo respondió entonces que «jamás había hecho nada sin una agenda prestablecida», un comentario que movilizó el asentimiento de todos los demás. Fue como si la frase «vamos a sentarnos sin nada que hacer» resultase liberadora y despertara los sentimientos reprimidos de tristeza que ignoraban tener.

Es muy probable que todos y cada uno de nosotros, cada uno a su modo, anhelemos un tiempo más allá de las agendas, un tiempo sin nada que hacer, un tiempo de silencio, un tiempo que trasciende incluso los conceptos de meditación o de que yo estoy haciendo algo o haciendo nada (como el pensamiento «ahora estoy meditando»). No estoy hablando de pasar el tiempo hojeando el periódico, picoteando, ensoñando o conversando con los demás o con nosotros mismos, sino de ser conscientes y descansar, más allá del pensamiento, en el ser, en el conocimiento, de ser el conocimiento y el no conocimiento, es decir, de ser lo que Soen Sa Nim, con su inimitable vocabulario, denominaba «mente no sabe».

Diálogos y discusiones

Aprender a escuchar y a valorar el punto de vista de los demás, aunque no compartamos sus visiones, actitudes o métodos, es una forma muy importante de superar las divisiones que, como vemos con cierta frecuencia, pueden polarizarse hasta el punto de tornarse tóxicas, tal como sucede, hoy en día, en muchas partes del mundo. De lo contrario, vivimos encerrados en nuestras cómodas burbujas autoconfirmadoras, quejándonos de que los «demás» son la causa de todas las cosas malas que suceden.

En ciertos círculos del mundo empresarial, del mundo del Dharma e incluso también del MBSR, se considera el *diálogo* como un correlato externo de la atención interna, carente de juicios, que nos permite advertir instante tras instante todo lo que ocurre. Durante el verdadero diálogo prestamos atención, como sucede en el caso de la práctica del mindfulness, a todas las «voces» que aparezcan en nuestro espacio mental, en el espacio del ahora (véase la primera parte del libro segundo de esta serie), y escuchamos, sentimos, palpamos, degustamos y conocemos el espectro completo de todo lo que emerge, los vínculos que establece y su desaparición, y de cualquier impronta o efecto secundario que deje, sin enjuiciarlo ni reaccionar a ello (o conscientes, por el contrario, en el caso de que emerjan, de nuestros juicios y de nuestras reacciones). Así como en el espacio de la práctica meditativa necesitamos sentirnos seguros y abiertos, en el encuentro con los demás también debemos permanecer lo suficientemente abiertos y confiados como para hablar a la mente y al corazón del otro sin preocuparnos de su posible juicio. Nadie debe dominar el diálogo y, de hecho, dejaría de ser tal en el mismo momento en que una persona o un grupo pretendieran controlarlo. De lo que se trata, muy al contrario, es de observar todo lo que aparece y de escuchar lo que expresan las ideas, opiniones, pensamientos y sentimientos, y absorberlo con un espíritu de investigación e intencionalidad profunda, cosa que hacemos cuando durante la práctica de la meditación formal descansamos en la conciencia y consideramos todo lo que aparece como igualmente válido o, al menos, lo vemos, lo escuchamos y lo conocemos sin corregirlo, censurarlo, vetarlo ni rechazarlo. De esa actitud suele emerger una inteligencia mayor que parece residir en el grupo, pero que sorprendentemente no se centra en ninguna persona concreta, y, de esa apertura, surge también una mayor comprensión colectiva, un reconocimiento compartido de cuál es la dirección a seguir como consecuencia directa de esa espaciosidad, sinceridad y escucha profunda deliberadas.

Lamentablemente, sin embargo, las cosas suelen discurrir, en los ámbitos laboral, político e incluso familiar, por cauces muy diferentes que acaban sometiendo el discurso a agendas y actitudes contrapuestas. Lo más habitual, en tales casos, es que los *diálogos* terminen convirtiéndose en *discusiones* que se atienen a agendas, planes, decisiones y estrategias decididas de antemano que permanecen ocultas y que hacen que las reuniones sean interminables. Por ello, cuando esas agendas permanecen ocultas y a merced de las diferencias de poder entre los participantes, acaban generando, cuando no se tiene en cuenta ni se halla presente la dimensión ortogonal, una gran violencia.

Así pues, es muy importante prestar atención al modo en que nos relacionamos con los demás, sobre todo cuando las consecuencias son importantes, las cosas deben hacerse y el grupo debe funcionar con cierta coherencia, por más diversas y contrapuestas que sean las perspectivas, las opiniones y las actitudes. Independientemente de que se trate de una reunión de ejecutivos de la General Motors elaborando su plan estratégico a largo plazo, de una deliberación diplomática o de una conferencia de paz, la atención y lo que algunos denominan elementos de la comunicación no violenta son esenciales si queremos alcanzar un acuerdo que aliente el aprendizaje, el desarrollo, la curación y la comprensión mutua, y que nos ayude a convertir lo posible en real.

La comunicación que promueve la curación y el desarrollo se asienta en la escucha y en la participación, las cuales son un reflejo de la relación y del respeto. Independientemente de las diferencias de poder que existan entre ellos, todas las visiones, opiniones y sentimientos de los integrantes del grupo son importantes, pero cuando no son tenidas en cuenta, acaban tornándose tóxicas e impidiendo el «avance». Ser tenido en cuenta, ser escuchado, ser visto y ser conocido resulta curativo. Y tales encuentros pueden abrirnos a posibilidades realmente ortogonales, como sucede también en el encuentro abierto con uno mismo en el silencio y la calma.

Por todas estas razones, basadas en mi propia experiencia personal, considero necesario usar de forma adecuada los conceptos de *diálogo* y *discusión*. Tampoco abogo, en modo alguno, por extirpar de nuestro discurso toda discusión. Lo único que pretendo es recordar el papel que desempeña y el modo en que realmente suele desplegarse, sobre todo en ausencia de conciencia e intencionalidad por parte del grupo. Las acepciones del término *discusión* son: (1) hablar con los demás acerca de algo y (2) examinar o considerar (un tema) en el habla o a través de la escritura. Se trata de un término que procede del inglés antiguo *discussen*, que significa «examinar», derivado, a su vez, del anglonormando *discusser* y originario del latín *discussus*, participio pasado de *discutere*, que significa «romper» (*dis* = aparte, y *cussus* = sacudir, eliminar). Su verdadero significado, pues, es «quitarse de encima». La raíz indoeuropea *kwet*, que significa «eliminar» o «erradicar», también se asienta en la raíz de los términos *conclusión*, *percusión* y *sucesión*. El lector entenderá perfectamente la deriva de todos estos términos.

El término *diálogo*, por su parte, procede de la palabra griega *dialogos*, que significa «conversación» y que se deriva, a su vez, de *dialektos*, que significa «hablar». Así pues, *dia* significa «entre», mientras que la raíz indoeuropea *leg* (de *lektos*) quiere decir «hablar». De este modo, el término «diálogo» transmite el significado de hablar con alguien o de mantener una conversación que muy a menudo, como sucede en los diálogos socráticos, tiene lugar en un clima de investigación profunda conjunta y abierta. La cualidad del espacio relacional es la clave para estas emergencias y aperturas.

No estaría de más asumir en cualquier reunión, aunque nadie más lo supiera, este tipo de enfoque. Es probable que, con el tiempo, los miembros del grupo adoptasen deliberadamente esta actitud, en cuyo caso cualquier tarea se convertiría en una empresa –¿o podríamos decir en una aventura?– compartida mucho más creativa y productiva. Imaginemos cómo cambiarían las cosas si quienes gobiernan adoptasen esta actitud.

Sentados en el estrado

No conozco muchas profesiones en las que el verbo utilizado para describir operativamente el trabajo sea el de *sentarse*, pero una de ellas es la de juez. El juez se *sienta* en el estrado y desde esa elevada posición –porque, en la mayoría de los casos, se trata de un sitial ubicado en un nivel superior– observa el continuo desfile de las peores cosas que los seres humanos se hacen unos a otros y a sí mismos. Se supone que, mientras observan controlan y moderan el despliegue de las pruebas y argumentos esgrimidos por la fiscalía y la defensa en contra o a favor del acusado, respectivamente, los jueces lo contemplan todo de un modo distante y desapasionado. El juez se ocupa de establecer y mantener el marco adecuado para que el jurado, en el caso de se trate de esa modalidad de juicio, comprenda clara y mesuradamente los hechos y argumentos relevantes. Solo entonces podrá el jurado, compuesto por pares del acusado (en los casos criminales) o del demandante o demandado (en los civiles) –o, dicho en otras palabras, por personas normales y corrientes elegidas al azar para emitir un juicio en circunstancias para ellos inusuales–, deliberar y llegar a una conclusión que encarne la sabiduría y justicia inmanentes en nuestro corazón y, por tanto, en nuestro sistema legal, garantizando así el derecho de todo ciudadano a ser juzgado con imparcialidad.

En cierta ocasión fui invitado a impartir un curso de ocho semanas de MBSR dirigido a un grupo de jueces del distrito de Massachusetts. No tardé mucho tiempo en darme cuenta de que el estrés es una de las principales enfermedades laborales que aquejan a los jueces. Día tras día y semana tras semana, presiden el desarrollo de los juicios y se ven obligados a presenciar el interminable desfile de los horrores generados por las desafortunadas consecuencias de la avaricia, el odio, la ignorancia y la falta de atención, lo que acaba provocando en ellos, en mayor o menor medida, el tedio y la decepción. Pero lo más importante es que todas y cada una de sus palabras se ven registradas y son de dominio público, con el riesgo de que puedan ser reproducidas fuera de contexto por los medios de comunicación. Cualquier desliz, por tanto, los deja expuestos a la crítica de la prensa y del público en general, lo que explica su habitual laconismo. Por otra parte, los casos suelen ser tan monótonos y aburridos –sobre todo después de haber asistido al despliegue de cientos de otros similares– que corren también el peligro de quedarse dormidos.

La proverbial cautela de los jueces, pues, se debe tanto a las limitaciones impuestas por su profesión como a la necesidad de no parecer estúpidos. Otra fuente de estrés se deriva de aquellas situaciones en que deben expresar su opinión y llegar a un veredicto y satisfacer, de ese modo, solo a una parte o a ninguna de ellas. Hay veces en que sus decisiones desencadenan auténticas tormentas políticas, lo que, independientemente de que su cargo sea provisional o vitalicio, no hace sino intensificar el estrés. Tampoco pueden –ni en la mayoría de los casos quieren– compartir cada noche con su familia todos los detalles de lo que les ha ocurrido durante el día. A menos, pues, que puedan descansar en la ecuanimidad y la sabiduría verdaderas, a diario se ven expuestos a una dosis nociva de veneno.

Pero, por encima de todo, los jueces no saben –por más que ese sea el mejor modo de describir operativamente su trabajo– sentarse de la forma adecuada. Por ello me pareció kármicamente perfecto para este caso insistir, dentro del contexto de un curso de MBSR, en la necesidad de aprender a sentarse, y a ello dedicamos mucho tiempo durante las ocho semanas que duró el programa. Esa fue, para la mayoría de ellos, la primera ocasión que tuvieron de expresar de forma abierta sus sentimientos. También debo decir que el curso tuvo lugar fuera del protocolo y de la ceremonia habitual, en el contexto seguro proporcionado por un hospital, lo que nos brindó la oportunidad, dadas sus peculiares circunstancias, de corregir su estrés mediante la práctica del mindfulness y el cultivo de diferentes formas de trabajar creativamente con él.

Pocos meses después de haber concluido ese curso, acudí a una fiesta en casa de un amigo en el oeste de Massachusetts en la que conocí a un joven abogado llamado Tom Lesser, que resultó ser un practicante de meditación budista y que me contó la siguiente historia.

Resultó que había sido uno de los abogados de un famoso caso, juzgado en Amherst en 1987, que acabó siendo conocido como «el caso de Amy Carter y Abbie Hoffman». Hay que recordar que Amy Carter era la hija del expresidente Jimmy Carter, cuyo inverosímil abogado defensor fue Abbie Hoffman, el famoso activista político y carismático líder de la década de los 1960 que había sido uno de los acusados en el famoso juicio conocido como «el caso de los siete de Chicago», uno de los más famosos y controvertidos de la historia de Estados Unidos. Después de ese juicio, Hoffman había pasado a la clandestinidad, huyendo de una acusación por posesión de drogas que le llevó a someterse a una operación de cirugía estética. Durante varios años, Hoffman había mantenido una vida pública respetable bajo un nombre falso como activista medioambiental en una comunidad suburbana del norte del estado de Nueva York. De hecho, bajo el disfraz del amable Barry Freed, había participado en una comisión medioambiental presidida por el mismísimo presidente Carter, había testificado ante un comité en el senado de Estados Unidos y había sido incluso galardonado por Hugh Carey, gobernador de Nueva York, por su trabajo en el St. Lawrence River en defensa del medio ambiente y de la comunidad.

El caso es que Amy Carter y Abbie Hoffman (que por aquel entonces había salido ya de la ilegalidad) participaron junto a muchas otras personas en una manifestación de protesta contra el reclutamiento de la CIA en el campus principal de la Universidad de Massachusetts, en Amherst, que tuvo lugar en noviembre de 1986. La operación policial se saldó con la detención de cien estudiantes, quince de los cuales acabaron siendo acusados de entrar a la fuerza y perturbar la paz del recinto universitario (que era precisamente, dicho sea de paso, lo que pretendían con su acto de desobediencia civil), un caso que la prensa acabó bautizando como «el juicio a la CIA». La defensa, que llevó al estrado a muchos testigos expertos, desde un antiguo fiscal general de Estados Unidos hasta un antiguo agente de la CIA, mediante una estrategia conocida como «defensa de necesidad» o «doctrina de la competencia de daños», acabó convenciendo a un jurado compuesto por seis personas de que los derechos civiles que los acusados habían quebrantado eran incomparablemente menores que los delitos en los que había incurrido la CIA, financiando una guerra ilegal en Nicaragua a través del *affaire* Irangate. Prominentes testigos señalaron que, puesto que las acciones de la CIA violaban las leyes nacionales e internacionales, los acusados no tuvieron más remedio que actuar del modo en que lo hicieron, para poner fin a las continuas acciones criminales de este organismo de espionaje y contraespionaje norteamericano que había actuado en contra del deseo explícito del Congreso de Estados Unidos. Finalmente, Carter, Hoffman y los demás acusados se vieron absueltos de las acusaciones que se les imputaban en un caso que provocó un gran revuelo en todo el país.

En tanto que abogado defensor, Tom se hallaba en el tribunal el día en que, después de haber seleccionado al jurado, el juez les dio lo que se conoce como un «precargo», algo completamente inusual. Lo normal es que no se les diga a los miembros del jurado el modo de considerar un caso hasta después de haber presentado todas las pruebas. No es de extrañar, pues, la sorpresa de Tom cuando escuchó al juez decir, dirigiéndose al jurado: «Es importante que entiendan los elementos de este caso. También es muy importante que entiendan algo de la meditación mindfulness [*sic*]. La meditación mindfulness es un proceso mediante el cual uno presta atención instante tras instante. También es importante que mantengan su mente abierta y que no extraigan ninguna conclusión hasta después de haber sometido a su consideración todas las pruebas que a continuación van a presentarse». (Esta es una cita literal, extraída de una copia del juicio, aunque Tom también me lo comentó con sus propias palabras.)

Cuando escuchó esas palabras, Tom, antiguo practicante de mindfulness, casi se cae de la silla. ¡No podía creerse que el juez estuviera invitando a los miembros del jurado a practicar el mindfulness!

Poco después de haber concluido el juicio, Tom fue a visitar al juez a su despacho para averiguar dónde había aprendido a meditar y practicar el mindfulness. En palabras del mismo Tom, el juez Richard Connon respondió aproximadamente lo siguiente: «Aprendí a practicar mindfulness en un curso de reducción del estrés dirigido a jueces que tuvo lugar en la Facultad de Medicina de Universidad de Massachusetts. Durante ese curso, Jon Kabat-Zinn nos enseñó la importancia de contemplar las cosas instante tras instante, algo que para mí resultó extraordinariamente interesante. Yo ya había reparado en la importancia de contemplar el despliegue de las cosas instante tras instante, pero allí nos enseñaron algo muy diferente acerca de contemplar el despliegue de las cosas instante tras instante. La posibilidad de mantener una atención continua me resultó muy sorprendente. Eso es, precisamente, lo que debería hacer un jurado. Por ello consideré una buena idea invitar al jurado a prestar ese tipo de atención para que pudieran escuchar, sin prejuicio alguno, todo lo que se decía en la sala».

Poco antes de presentar sus conclusiones, el juez volvió a repetir las instrucciones del mindfulness. Y cito de nuevo aquí literalmente la transcripción del juicio: «Ahora les pido que presten una atención concreta a los argumentos que se esbocen en las conclusiones. Pero, para ello, deben recordar muy bien mis instrucciones, deben recordar el término que utilicé tiempo atrás y que ahora deben tener de nuevo en cuenta. ¿Se acuerdan de la meditación mindfulness, verdad? No quiero que se duerman –aunque es algo que, en esas sillas, les puede resultar muy difícil–, sino que presten atención instante tras instante. Eso es algo muy importante, porque tanto la Constitución Federal como la Constitución de los Estados Unidos y la Constitución del estado de Massachusetts les han otorgado el derecho de impartir justicia y hoy representan ustedes a todos los ciudadanos de nuestro país».

Quizás los miembros de los jurados deberían recibir habitualmente, antes de cada juicio, instrucciones sobre la importancia del mindfulness. Las siguientes recomendaciones, por ejemplo, son muy genéricas, sencillas y fáciles de entender, y cualquier juez podría usarlas sin necesidad de mencionar siquiera, para ello, la palabra *meditación*: «Quiero que escuchen muy atentamente todo lo que se presentará en esta corte. Quizás les resulte útil para ello sentarse, mientras escuchan las pruebas, en una postura que manifieste dignidad y presencia y permanecer en contacto con la sensación del movimiento de su inspiración y de su exhalación. Dense cuenta de la tendencia de su mente a extraer conclusiones antes siquiera de que se hayan presentado todas las pruebas y de haber escuchado las conclusiones de la fiscalía y de la defensa. Traten, como mejor puedan, de suspender de manera provisional todo juicio y limítense a atender simplemente con todo su ser lo que vaya presentándoseles a cada momento. Si descubren que su mente se distrae, siempre pueden volver una y otra vez a la respiración y a lo que están escuchando. Cuando hayamos acabado la presentación de las pruebas, llegará el momento de que, como jurado, deliberen y lleguen a una decisión. Pero no lo hagan antes».

¡Usted está loco!

Una noche de miércoles, como tantas otras, impartí una charla pública en el Cambridge Zen Center y luego Soen Sa Nim, sentado junto a mí, se dedicó a responder a las preguntas que formulaban los asistentes. Ese era el modo en que solía adiestrar a sus discípulos para que se convirtieran en maestros.

La primera pregunta (ya he olvidado cuál era) la esbozó un joven que se hallaba a nuestra derecha, en mitad de la sala, y era tan confusa que levantó una ola de curiosidad y preocupación en la audiencia. Todo el mundo giró entonces discretamente la cabeza para ver quién había preguntado.

Soen Sa Nim permaneció entonces un rato en silencio, contemplando a ese joven por encima de sus gafas, mientras la audiencia también guardaba silencio. Soen Sa Nim, sin apartar la mirada del joven, se masajeaba la cabeza rapada. Finalmente, y sin dejar de pasar la mano por su cabeza y de mirar por encima de sus gafas, inclinó un poco hacia el muchacho su cuerpo sentado en el suelo y dijo, tan directo como siempre: «¡Usted está loco!».

Sentado junto a él, yo me quedé entonces sin aliento, como el resto de los presentes. De repente, la tensión de la sala aumentó varios grados. Yo me sentía muy mal y hubiera deseado inclinarme hacia él y murmurarle al oído: «No me parece una buena idea, cuando alguien está realmente chiflado, proclamarlo abiertamente en público. Trate con amabilidad a ese pobre chico, por el amor de Dios».

Y eso mismo, muy probablemente, era también lo que pasaba por la mente de todos los presentes mientras el eco de las palabras de Soen Sa Nim reverberaba todavía en el aire.

Pero lo cierto es que aún no había terminado.

Al cabo de un momento de silencio, que pareció eterno, pero que, en realidad, solo duró unos pocos segundos, Soen Sa Nim concluyó su frase: «Pero lamentablemente [larga pausa]... todavía no está lo bastante loco».

Todo el mundo suspiró entonces aliviado y una sensación de relajación se propagó por toda la sala.

Quizás resultó beneficioso para ese joven que alguien del linaje y la autoridad de Soen Sa Nim le transmitiera ese mensaje. Dadas las circunstancias, me pareció un ejemplo magistral de compasión y de destreza. Ignoro si al final le habrá servido de algo, pero espero que así sea. Tampoco recuerdo si Soen Sa Nim siguió trabajando con ese hombre, pero, en cualquiera de los casos, lo cierto es que él jamás descartaba a nadie como un caso perdido.

Soen Sa Nim solía decir que tenemos que atrevernos a estar cuerdos asumiendo serenamente nuestra locura, y hacerlo de un modo compasivo, enfrentándonos a ella y nombrándola. Solo cuando podamos ser más grandes que ella, dejaremos de estar atrapados y, por eso mismo, permaneceremos en contacto íntimo con nuestra totalidad y, de ese modo, no solo estaremos cuerdos, sino que estaremos más que cuerdos en una época, como la nuestra, en la que se considera cordura lo que, muy a menudo, no es sino locura, siendo con frecuencia la verdad su primera víctima.

Cambios de estado

Si nuestra verdadera naturaleza es la plenitud, ¿por qué solemos sentirnos fragmentados la mayor parte del tiempo?

Tal vez la siguiente analogía pueda ayudarnos a entender mejor este punto. Todos sabemos que el agua se manifiesta, dependiendo de la temperatura y de la presión, en formas diferentes. Al nivel del mar y a temperatura ambiente, el agua es un líquido, pero cuando se calienta a cien grados centígrados, hierve y se convierte en un gas, mientras que, si se enfría hasta los cero grados centígrados, se solidifica y congela. Sin embargo, independientemente de la forma que asuma, el agua jamás deja de ser agua.

La física y la química conocen estas transiciones entre los estados sólido, líquido y gaseoso como *cambios de estado*, porque en ellos el agua pasa de un estado, o forma, a otro diferente. En cada uno de los distintos estados, la relación que mantienen entre sí las moléculas de agua, las moléculas de H_2O, es muy diferente, motivo por el cual el hielo es sólido, el agua del grifo es líquida y asume la forma del envase en el que está, y el vapor es gaseoso y llena por completo todo el volumen que lo contiene. Con independencia, sin embargo, de que adopte la forma de un sólido, de un líquido o de un gas, jamás deja de ser H_2O, asumiendo una forma diferente en función de las condiciones (de la temperatura y de la presión). (Recordemos que, en la cima del Everest, la presión atmosférica es tan baja que el agua hierve a menos de cien grados centígrados, razón por la cual, dicho sea de paso, es imposible hervir algo a una cota tan elevada, puesto que el agua no se calienta tanto como lo hace al nivel del mar.)

Podríamos decir que el H_2O es la naturaleza fundamental o verdadera del agua (su esencia original) y que, dependiendo de las condiciones, puede manifestarse en estado sólido, en estado líquido o en estado gaseoso, presentando, en cada caso, propiedades diferentes. Dicho en otras palabras, su apariencia externa será distinta y se comportará también de manera diferente.

También la mente y el cuerpo experimentan, en función de las circunstancias en que se encuentran, cambios de estado. Bien podríamos considerar esas condiciones cambiantes como formas de presión o de temperatura que calientan o enfrían las cosas emocional, cognitiva, somática o espiritualmente. Nosotros llamamos «estresores» a las condiciones que, de un modo u otro, nos obligan a adaptarnos y «estrés» a nuestra experiencia de esos cambios, especialmente cuando no respondemos de manera adaptativa.

Nuestra respuesta a las situaciones estresantes, tanto externas como internas, puede modificar su impacto en nuestra mente y en nuestro cuerpo. Todos sabemos por experiencia propia que hay veces en que el miedo nos paraliza y nos «congela». También nuestra mente puede, por así decirlo, congelarse y quedar atrapada en una idea, en una opinión, en el resentimiento o en el daño. Entonces, nuestra mente cristaliza, se solidifica y se torna rígida, algo que se manifiesta en pautas muy estrictas de pensamiento, emoción y conducta. Pero nuestra mente también puede, por el contrario, calentarse, en cuyo caso aumenta la agitación, la confusión, la ansiedad y el desconcierto. No en vano hablamos, en ocasiones, de la necesidad de desfogarnos. Estos son dos extremos que todos hemos experimentado, pero nuestra mente también puede ubicarse en un espacio intermedio entre ambos polos, en cuyo caso no es sólida (como el hielo) ni gaseosa (como el vapor), sino mucho más fluida.

Hay otras ocasiones en que estamos libres de toda presión y no nos sentimos como si estuviéramos calentándonos hasta el punto de ebullición ni congelándonos hasta el punto de congelación. En esos momentos nuestra mente puede ser tan espaciosa como el gas y expandirse infinitamente, fluyendo con tanta libertad como el agua y superando con facilidad todos los obstáculos que encuentra en su camino.

Hay veces en que estos cambios de estado ocurren de manera espontánea en respuesta a variaciones en las causas, condiciones y circunstancias laborales, familiares, sociales, económicas o políticas de nuestro paisaje externo, pero la mayor parte de las veces, sin embargo, son el resultado de cambios y reacciones que ocurren en nuestro interior. Estas últimas se derivan de pautas inconscientes de pensamiento, sentimiento y visión (o no visión) que se convierten en pautas rígidas y duraderas. Pero independientemente de que se hayan visto desencadenadas por circunstancias externas o por eventos internos, somos incapaces de recordar y reconocer nuestra naturaleza verdadera, que no se halla limitada ni confinada al estado sólido, sino que es una esencia subyacente semejante al H_2O que puede asumir muchos estados mentales y corporales diferentes y responder, de ese modo, de manera más sabia y eficaz a los retos externos y a las fluctuaciones internas de la mente y del cuerpo a los que, de un modo a otro, nos vemos enfrentados.

El mindfulness puede ayudarnos a fundir el estado sólido y pasar a un estado más libre y espacioso, y también puede ayudarnos a entender que esta tampoco es su verdadera naturaleza, sino una más de sus múltiples manifestaciones.

Bien podríamos decir, pues, que nuestra auténtica naturaleza es la capacidad de conocer, la conciencia innata que subyace bajo todos y cada uno de los estados y cambios de estado y nos permite también conocer que todas esas no son más que meras manifestaciones de una totalidad que trasciende toda forma y todo estado, ya sea sólido, líquido, gaseoso o adquiera la forma de los torbellinos de los que hablaba la maestra zen Joko Beck. Resulta muy sencillo culpar a las circunstancias externas o a nuestro estado mental de nuestro malestar o desesperación, pero no son, en última instancia, los estresores los que inclinan la balanza en una u otra dirección y los que nos atrapan, sino nuestro *apego*, nuestra tendencia a aferrarnos al no reconocer, en primer lugar, la verdadera naturaleza de los eventos que se presentan, que, como ya hemos dicho, es fundamentalmente vacía y, en segundo lugar, al resistirnos, al luchar, al contraernos, al culpar, al odiar y al esforzarnos en cambiar una realidad que nos desagrada por otra que suponemos más gratificante, placentera o segura, sin darnos siquiera cuenta de la estructura profunda de lo que sucede y del amplio rango de alternativas de que disponemos para relacionarnos sabiamente con ello.

Por más lamentables que puedan ser las circunstancias, si la conciencia en sí es nuestra verdadera naturaleza, morar en ella nos libera de la identificación con cualquier estado mental o corporal y con cualquier pensamiento o emoción. Pero esta ignorancia de nuestra auténtica naturaleza, que trasciende cualquiera de las formas que pueda asumir, supone negar, cuando estamos en el hielo, la existencia del agua. Recordar esto, pues, aunque solo sea durante unos instantes, puede liberarnos de una vida sumida en la contracción, porque, en tal caso, no acabaremos confundiendo una forma u otra con lo que somos o con lo que es más fundamental.

El maestro zen coreano del siglo XII Chinul dijo:

> Por más que sepamos que el hielo del estanque es agua congelada, necesitaremos para fundirlo del calor del sol. Del mismo modo, aunque despertemos al hecho de que una persona ordina-

ria es un buda, también es necesario el poder del Dharma para que impregne todo nuestro empeño. Cuando el hielo se haya fundido, el agua podrá fluir libremente y entonces podremos utilizarla para lavarnos o regar los campos.

Esta fusión, este flujo libre y esta conciencia expandida, en un universo estrechamente relacionado como el nuestro, se experimenta como amor, semejante al calor del sol que libera las aguas de la mente y del corazón.

Los neurocientíficos prefieren hablar de diferentes «estados» en los que el cerebro o el sistema nervioso pueden encontrarse o estar sometidos, patrones de actividad que presentan una característica identificatoria de similitud dinámica. Así pues, no es de extrañar que sea muy fácil asociar el término *estado* con el mindfulness como si hubiera un estado de ser conectado con el mindfulness o como si este fuese un estado especial de atención. Pero no es eso lo que sucede. Si tuviéramos que asociar el término *estado* con el mindfulness, lo más adecuado sería decir que el mindfulness es el estado (o conjunto de estados) que contiene a todos los estados posibles. Y, en ese caso, sería equivalente a la pura conciencia o, dicho de otra manera, al H_2O. A medida que persistimos en nuestra práctica meditativa, es muy importante desde el principio no olvidar que no estamos tratando de alcanzar o conseguir un estado, sentimiento o comprensión especial de ningún tipo, y darnos cuenta, cuando tal cosa ocurre, de que intentamos llegar a algún otro lugar o sentir algo más deseable que lo que ya está aquí. De lo que se trata, pues, es de habitar la conciencia que abraza y reconoce de manera no conceptual la *fase* de cualquier estado en el que nos hallemos, ya sea el equivalente mental o corporal del hielo, el agua o el vapor, sin olvidar que, en todos esos casos, somos el equivalente metafórico del H_2O.

Tienes lo que haces

Soen Sa Nim, perteneciente al linaje de Chinul (un maestro de hace ocho siglos), solía decir: «Haces un problema, tienes un problema», lo que significa que, simple y llanamente, los problemas no existen. El concepto *problema* no es más que eso, un concepto, una apariencia, una interpretación de una situación. Y es que es el pensamiento el que convierte las situaciones en problemas.

Los problemas están bien desde el ámbito de las matemáticas o de la física, pero en el caso de la vida realmente no existen, solo existen situaciones que, en el mejor de los casos, requieren una respuesta adecuada a las circunstancias y a los retos que se nos presentan. Y eso suele implicar algún tipo de valoración exacta y un uso instintivo del cálculo de probabilidades. Las situaciones son circunstancias que nos presentan, en su inmediatez, las cosas tal como son. Con mucha frecuencia, sin embargo, nosotros cambiamos nuestra orientación psicológica y acabamos convirtiendo las situaciones en problemas, lo que estrecha nuestra capacidad de ver en aquellas situaciones en que más abiertos y creativos necesitamos estar y nos quedamos atrapados en un «problema» o, peor todavía, en un «gran problema», lo que instantáneamente cosifica a un «yo», o un «nosotros», que tiene un problema.

En cierta ocasión, mi hija me dijo que, en el mismo momento en que empezó a hornear un delicioso pan de bananas con harina de almendras, salió una gran llamarada y ya no hubo modo de volver a poner el horno en marcha. Yo comprobé los quemadores de la cocina y vi que no prendían cuando les acercaba el fuego y que el interruptor no hacía el clic habitual. Lo mismo sucedía con el horno. Puesto que, no hacía mucho, habíamos tenido problemas con el horno y tuvimos que llamar a un técnico para que lo reparase, supuse que deberíamos volver a llamarle y dejar el pastel para otra ocasión.

En el mismo momento en que mi esposa Myla señaló: «¿Por qué no comprobamos los fusibles?», supe que ese, precisamente, era el problema. ¿Por qué no lo había pensado antes? Se supone que soy yo quien debe pensar en esas cosas. Entonces bajé las escaleras y comprobé los fusibles. Me di cuenta de que había saltado el del horno, de modo que lo encendí y, *voilá*, el horno volvió a funcionar.

En un instante, mi mente había convertido el horno en un problema que no me permitió advertir la posibilidad que asomó en la mente de Myla. En lugar de permanecer abierto a la situación presente, mi mente la había transformado en un problema, en un diagnóstico apresurado que ofuscó por completo, al menos en ese instante, mi pensamiento.

El reto, pues, consiste en enfrentarnos a todas y cada una de las situaciones que la vida nos depara de un modo que no nos impida actuar de la forma adecuada. Y ello independientemente de que la situación nos guste, nos desagrade o nos resulte neutra, e independientemente también de la tendencia de la mente pensante a convertir las situaciones en problemas o melodramas que obligan a entrar en escena al pequeño «yo» y a generar un elaborado melodrama de «yo» y mi problema.

Podemos resumir la expresión «haces un problema, tienes un problema» en «tienes lo que haces», lo que incluye cualquier «proyecto de construcción» de la mente, grande o pequeño. Ese era uno de los muchos modos en que Soen Sa Nim nos enseñaba que el pensamiento mismo es una fabricación (un término que se deriva de la expresión latina *fabricari*, que significa «hacer algo») que interpone un filtro entre nosotros y la experiencia directa. Así era como Soen Sa Nim nos invitaba a ser conscientes de las cosas en el mismo momento en que se presentan, para no quedarnos inconscientemente atrapados en ellas y perder así el contacto con la percepción y el conocimiento directos. El pensamiento claro puede ser muy poderoso y útil, pero con mucha frecuencia nuestro pensamiento no es así de claro y acaba oscureciendo por completo el dominio de la experiencia directa y otras formas de conocimiento que no se hallan mediadas por el pensamiento.

Décadas después me enteré de que uno de los atributos fundamentales de lo que el budismo tibetano denomina la mente pura original o la gran perfección natural es la «no fabricación».

Cualquiera puede confirmar observando su mente que, como decía Soen Sa Nim, todas las tradiciones meditativas afirman que la mente sin adiestrar está siempre fabricando ideas, opiniones, visiones y problemas. Esta es una actividad «errática» de la mente que los círculos meditativos califican como «proliferación», porque en ella los pensamientos, las fantasías, las ensoñaciones y todas las olas emocionales derivadas de ella proliferan sin cesar. Pero esta proliferación y esta fabricación incesante se escapan con facilidad de la mente que no se halla familiarizada con la observación sin juicio, hasta el punto de que por lo general no tenemos la menor idea de lo que está sucediendo. De esto precisamente se lamentaba William James cuando insistía en la necesidad de entrenar la mente para poner así fin a su funcionamiento errabundo. (Véase, en el segundo libro de esta serie, la Parte II.)

Es cierto que la mente que tiene alguna experiencia con la práctica del mindfulness todavía experimenta esta continua proliferación, porque ese es un aspecto de su propia naturaleza, pero no lo es menos que el adiestramiento y el cultivo adecuado de la estabilidad mental y el desarrollo de algún tipo de ecuanimidad e intuición nos permite reconocer esa actividad y asumir frente a ella una actitud distinta. No es infrecuente advertir, en este sentido, la proliferación de creaciones mentales cada vez más sutiles que van acompañadas de formas también más sutiles de identificación y apego. Pero cuando no reaccionamos ante ellas y no las alimentamos, las manifestaciones más ordinarias de la proliferación y de la fabricación pueden menguar considerablemente hasta el punto de llegar incluso, en ocasiones, a desaparecer.

Pero ¿cómo sucede esto? El cultivo, el perfeccionamiento y la estabilización de la atención plena nos permite detectar las fabricaciones de la mente *en el mismo momento en que aparecen*. En tal caso, nuestra conciencia decide dejar de alimentarlas reflexionando en ellas y no quedarnos atrapados en el hábito de identificarnos con todas las historias que inconscientemente generamos al respecto. Es más probable que, cuando las afrontamos de este modo, reconozcamos con rapidez las diferentes construcciones de la mente (es decir, los pensamientos, sentimientos, ideas y opiniones) como lo que son, es decir, como meras formaciones insustanciales y evanescentes, simples eventos en el campo de la conciencia que aparecen e inevitablemente acaban desvaneciéndose como las nubes en el cielo o las palabras escritas en el agua, metáforas que expresan de manera muy precisa y gráfica la incesante danza de la mente y la provisionalidad de sus contenidos.

Cuando logramos mantener esta actitud de no fabricación tanto en nuestra práctica meditativa como sobre la esterilla de yoga e incluso más allá, tenemos la posibilidad de acceder a la esencia espaciosa, sabia y compasiva de la mente. ¿Y cómo podemos hacer tal cosa? En primer lugar, manteniendo la actitud de no hacer absolutamente nada, ni siquiera la idea de que estamos meditando o de que, de ese modo, seremos más conscientes de las fabricaciones, porque quizás en un nivel más sutil estas no dejan de ser también una creación de nuestra mente.

Soltémonos, relajémonos y zambullámonos, pues, en el paisaje del ahora con la intención amable, aunque firme, de no distraernos y de permanecer atentos sin hacer nada en absoluto. También es importante, en segundo lugar, observar la tendencia de nuestra mente a seguir elaborando –más allá de nuestra intención de no hacerlo– todo tipo de historias y preguntarnos por la capacidad de observar, por la capacidad de conocer. De ese modo, advertiremos las construcciones y proyectos que elabora nuestra mente y reconoceremos la facilidad con la que nos quedamos absortos y atrapados en ellos, implicándonos emocionalmente y esbozando opiniones, ya sean positivas o negativas, placenteras o displacenteras, al respecto. Entonces advertiremos que todo esto no es más que una elaborada construcción, es decir, una serie de ideas y opiniones, la mayoría de ellas condicionadas, repetitivas, constrictivas e incluso erróneas. Sigamos observando la aparición y el desvanecimiento de todas nuestras construcciones mentales. Descansemos en la conciencia misma, más allá de todo pensamiento, incluida la intención misma de observar y conocer, descansemos en esa conciencia del momento presente que, en sí misma, se halla más allá del tiempo.

Con el tiempo y la práctica, esos momentos atemporales acabarán emergiendo del sustrato de proliferaciones y construcciones y serán vistos y reconocidos, porque estaremos más familiarizados con ellos y, en consecuencia, resultarán más visibles y accesibles. Así es como llegamos finalmente a asentarnos de manera natural en una tranquilidad y claridad que no puede verse perturbada por nada. Así es como, provisionalmente al menos, acabamos saliendo de nuestro propio camino y todo se torna evidente, resplandeciente e imperturbable, por más intensos que quizá entonces más que nunca sean los altibajos que estemos experimentando.

Y si en cualquier momento concreto nos quedamos atrapados en las fabricaciones de la mente, también podemos comprobar los fusibles, sobre todo los fusibles mentales.

Cualquier idea sobre la práctica es una construcción mental

Lo que hemos dicho en el capítulo anterior, obviamente, no es más que un punto de vista y, por ello mismo, una idealización. Y es que resulta muy sencillo idealizar la noción de práctica –o de nuestra propia práctica– y suponer que se trata de alcanzar estados mentales especiales. De ese modo, sin embargo, acabamos atrapados durante años en nuestras ideas y en nuestros ideales en relación con la práctica sin darnos siquiera cuenta de que no son más que construcciones, grandes construcciones.

Pero la práctica, de hecho, consiste en quedarnos atrapados una y otra vez y soltar con amabilidad esa identificación, porque lo cierto es que, sea lo que sea lo que pensemos y lo que hagamos, seguiremos atrapados, ya que esa, precisamente, es la naturaleza de la mente inmadura y sin desarrollar.

Creamos problemas cada vez que nuestra mente reacciona y a nuestro «yo» se le ocurre algo, reaccionando una y otra vez. Y esto es algo que también sucede cuando empezamos a meditar. ¡Pero no se trata de ningún problema, sino de algo completamente natural! Todo eso, como cualquier otra elaboración y construcción de la mente, forma parte del paisaje natural de la práctica. El reto –y debo subrayar que se trata de un reto extraordinario y continuo– consiste en permanecer atentos aun cuando estemos atrapados y en recuperar lo más rápidamente posible la atención después de habernos despistado y sucumbido a los múltiples hábitos absurdos y arraigados generados por la inseguridad y el miedo.

Este no es ningún ideal, sino un trabajo muy duro, para el que es necesaria una actitud que insiste en que, con independencia de lo que ocurra, de los conflictos y de la confusión que podamos experimentar, no hay otro momento más que ahora. Y es que sencillamente no hay, para despertar, ocasión ni momento mejor que este. Por ello, como dice la canción, «ahora o nunca». Solo si nos decidimos por el «ahora», podremos abrirnos y descansar en la conciencia misma y actuar, de manera espontánea, en el paisaje presente, en la misma dimensión del ser y del conocimiento, de la manera más pura y más sencilla, encarnando la totalidad y la sabiduría, pero no a través del pensamiento ni de las elaboraciones, sino porque, aunque por desgracia lo hayamos olvidado, nuestra verdadera naturaleza, lo que realmente ya somos, nuestro H_2O, por así decirlo, es la totalidad y la sabiduría.

*

La Gran Vía no es difícil
para quienes no se identifican con las preferencias.

Cuando el amor y el odio están ausentes,
todo se torna claro e indistinto...

Si quieres avanzar por el Camino Único,
no debes rechazar el mundo de los sentidos ni el de las ideas.
Cuando los aceptes plenamente,
alcanzarás la Iluminación...

SENG-TS'AN, tercer patriarca zen (*circa* 600 d.C.)
«Poema de la confianza en la mente» (*Hsin-Hsin Ming*)

¿Quieres hacer algo al respecto?

Esta era, durante mi adolescencia en las calles de Nueva York, en Washington Heights, para ser más concretos, una invitación a pelear [que venía a significar: «¿Estás buscando pelea?»]. Alguien hacía un comentario molesto a otro, y si el insultado decía: «¿Quieres hacer algo al respecto?», y el primero contestaba: «Sí, sí quiero hacer algo», empezaban los empujones y quizás la cosa llegaba incluso a mayores.

«¿Quieres hacer algo al respecto?» era una forma muy curiosa de provocación, especialmente para el turbulento mundo de la calle de una ciudad como Nueva York durante la década de los 1950.

A la luz de lo que acabamos de decir en relación con la mente y su tendencia a elaborar todo tipo de construcciones, me parece muy interesante reflexionar sobre lo que, en nuestra adolescencia, nos llevaba a decir tales cosas. «Hacer algo» significaba, en el argot callejero de la época, ir más allá, pasar a las manos o insistir en lo que acabábamos de decir. Y es que uno solo quería «hacer algo» con las cosas realmente importantes, con lo que le parecía un insulto y no quería dejar pasar, aunque solo fuese a causa de los hábitos y el aburrimiento de los adolescentes de la época.

Habitualmente se trataba de la secuela de un insulto dirigido hacia algún miembro de la familia, por lo general la madre, que lograba su propósito cuando el otro afirmaba querer «hacer algo» al respecto. Poco importaba, al cabo de un rato, cuál había sido la ofensa original, ni quién la había iniciado. Lo único que importaba era que el otro había respondido: «¡Sí! ¡Quiero hacer algo!».

Sin embargo, también había una forma socialmente aceptable de no entrar al trapo sin perder prestigio por ello. La cuestión consistía en permanecer frío, relajado, indiferente y manteniendo el sentido del humor; es decir, no hacer caso del insulto y permanecer ecuánime, especialmente cuando uno había sido el agredido (porque, a fin de cuentas, se trataba de un juego bastante estúpido y absurdo).

No obstante, si alguien se lo tomaba en serio y se sentía insultado –aunque supiese que no era más que una broma–, podía enfadarse hasta el punto de querer golpear a quien había injuriado a su madre o a su hermana, con lo que el agresor lograba su propósito, que no era otro que hacer perder la compostura al agredido. Todo era, por cierto, bastante ridículo. Pero ¿qué otra cosa podía hacer un adolescente, a finales de la década de los 1950, aburrido de jugar al baloncesto y otros deportes callejeros? (Según me cuentan, estas travesuras y rituales siguen todavía presentes, aunque, en la actualidad, el nerviosismo se encauza a través del rap, una alternativa, en mi opinión, bastante más creativa, poética, matizada y socialmente consciente que la nuestra.)

Pero ¿no les parece que este tipo de situaciones tiñen muchas de nuestras actividades? A fin de cuentas, «hacemos algo» con casi todo y, por ese motivo, nos quedamos atrapados. Tengamos en cuenta que los rituales callejeros de los adolescentes tienen mucho que ver con el apego y con el desapego. Por ello, cuando nos quedábamos atrapados en las palabras y en las ideas, nos veíamos obligados a pelear para recuperar nuestro «honor». Pero si uno no se tomaba en serio esas cosas y no se tragaba el anzuelo, sino que, por el contrario, las dejaba pasar como si nada, no se generaba ningún problema, porque lo cierto es que nuestro honor jamás había estado en peligro.

Ese ritual adolescente refleja, pues, en su esencia, la comprensión intuitiva íntima de la misma enseñanza de Soen Sa Nim, según la cual «tienes lo que haces». Aquel intercambio de palabras era puro Zen, una variedad de lo que Soen Sa Nim denominaba «combate del Dharma».

Esto me parece muy interesante porque en aquella época nadie nos había enseñado ninguna forma de autoindagación y teníamos que aprenderla por nuestra cuenta en las calles de Washington Heights. Es cierto que nuestro autoconocimiento no llegaba muy lejos, pero de algún modo íbamos más allá de nuestra comprensión consciente... y, a mi entender, lo hacíamos de una manera bastante sabia.

Cada vez que creamos un problema, tenemos un problema. Cada vez que generamos un insulto, tenemos un insulto, y cada vez que interpretamos algo, tenemos una interpretación. Son muchas las formas de quedarnos atrapados en nuestras creaciones, de quedarnos atrapados en un evento u otro y de magnificarlo y convertirlo así en algo mucho mayor de lo que realmente es. Este es el origen de buena parte de nuestro sufrimiento. Si «hacemos algo» con nuestras percepciones, como, por ejemplo, «ellos» no me quieren, «ellos» no me respetan, «las cosas no deberían suceder de este modo», «mi cuerpo no me gusta», «mi vida es un fracaso» o «soy el rey del mundo», ateniéndonos al modelo proporcionado, por ejemplo, por una estrella de cine, en lugar de reconocer la vacuidad/plenitud esencial de todos los fenómenos y descansar en la aceptación y ecuanimidad que se asientan en lo más profundo de nuestro corazón, en la integridad de la conciencia espaciosa, sincera y sin elección, podemos estar bien o podemos estar mal, pero jamás conoceremos la paz, ni llegaremos a ver la imagen mayor que se encuentra más allá de las historias, grandes y pequeñas que nos contamos y que luego olvidamos que hemos elaborado y construido.

Nuestro «yo» siempre se interpone en el camino de nuestra vista, de nuestro oído, de nuestro olfato, de nuestro gusto, de nuestra piel, de nuestro corazón, de nuestra mente y del momento presente.

Quizás podamos, al ver nuestras propias creaciones, renunciar a ellas y no quedarnos atrapados, y quizás, en tal caso, podamos darnos cuenta de lo que está ocurriendo. Este es un reto muy interesante, una práctica que realmente merece la pena.

Permítame, pues, preguntarle si «¿quiere hacer algo al respecto?».

¡Preste mucha atención!

¿Quién ganó la Super Bowl?

Recuerdo que en el año 2002 participé en un retiro silencioso de meditación de quince días de duración que comenzó el mismo fin de semana de la Super Bowl. Era la tercera vez que competían los Patriots de Nueva Inglaterra, que, por cierto, jamás habían ganado. Se trataba de una ocasión muy emocionante para sus seguidores a causa de los pobres resultados obtenidos en las finales por los Red Sox de Boston, que no habían ganado desde 1918, después de que Babe Ruth pasase, en 1919, a jugar en los Yanquis de Nueva York.*

Era mucha la expectativa generada por esa final, porque Drew Bledsoe, *quarterback* y estrella del equipo de Nueva Inglaterra, se había lesionado durante el segundo partido de la temporada y había sido sustituido por Tom Brady, un suplente hasta entonces desconocido. Brady llevó a su equipo hasta la final y acabó lesionándose en el partido que decidió el cam-

* No obstante, posteriormente ganaron dos veces la Super Bowl con Terry Francona, en los años 2004 y 2007, y de nuevo en 2013 con John Farrell. Así pues, en 2004 consiguieron romper la «maldición» que había perseguido a los hinchas de Boston durante casi un siglo.

peonato y el acceso a la Super Bowl. Bledsoe, que llevaba varios meses lesionado y sin jugar, entró entonces en escena y consiguió una fácil victoria sobre el equipo favorito, los Steelers de Pittsburgh.

Los hinchas estaban identificados con ambos jugadores, que fueron ensalzados por la prensa local y glorificados por su entusiasmo y por la despreocupación con la que hablaban de sus lesiones. Sabíamos que el equipo de Nueva Inglaterra iba a la Super Bowl, pero ignorábamos quién iba a jugar de *quarterback*. ¿Conseguiría finalmente el equipo ganar a los favoritos, los Rams de San Luis?

Así estaban las cosas cuando, el viernes por la noche empecé un retiro silencioso que, según el curso en el que nos hubiéramos inscrito, iba a durar entre quince días y un par de meses. Durante una de las charlas del domingo por la tarde, uno de los maestros aludió al tema de la Super Bowl para ilustrar las cosas a las que nos habíamos visto obligados a renunciar para asistir al retiro y, después de hacer varias bromas amables al respecto, también dijo que quienes quisieran conocer el resultado del partido podían preguntárselo durante las entrevistas individuales.

Pero por más buena nota que hubiera tomado de ello cuando, a la mañana siguiente, tuve mi primera entrevista, mi atención se centró en la riqueza de la experiencia de la sentada y en la práctica del paseo meditativo sobre las que fundamentalmente giraba el retiro, y ni siquiera se me ocurrió, a pesar de hallarme inevitablemente excitado por el entusiasmo de los bostonianos, fuesen o no seguidores de los Patriots, preguntarle por el resultado de la Super Bowl. Cuando posteriormente reconsideré esa cuestión, me sorprendió la facilidad con la que había renunciado a todo ello. Entonces se me ocurrió preguntarle por el resultado en la siguiente entrevista, pero después de reflexionar un poco al respecto decidí no hacerlo por los motivos que, a continuación, paso a enumerar:

¿Acaso me importaba tanto el resultado? ¿Necesitaba realmente saber quién había ganado? A fin de cuentas, el partido ya había concluido y no iba a tardar mucho en enterarme del resultado. Si había ganado el equipo de Nueva Inglaterra, mi mente se llenaría de pensamientos positivos y, si había perdido, se llenaría de pensamientos negativos, pero en cualquiera de ambos casos mi alegría o mi tristeza serían ajenas, fugaces e insignificantes. Cuando le presté la debida atención, me di cuenta de que el resultado del partido no tenía nada que ver conmigo ni con mi vida, por más que viviese en Nueva Inglaterra, por más que hubiese presenciado el partido en el que Bledsoe llevó al equipo a la victoria y por más que supiera que mis hijos habrían estado viéndolo y estarían encantados si finalmente habían ganado los Patriots. Entonces me di cuenta de que el interés en conocer el resultado no era más que una manera de identificación con una forma de ficción, un modo de atiborrar mi mente de otra historia en la que podía acabar enredándome, una forma de identificarme con un resultado concreto de un acontecimiento que, en el mejor de los casos, solo afectaba a mi vida de manera tangencial y que resultaba completamente irrelevante para lo que me había llevado al retiro. El trabajo del retiro, la única razón por la que había decidido estar ahí, el único motivo por el que había reorganizado mi vida para poder asistir me obligó a renunciar a muchas cosas y, de todas ellas, la menos importante era la Super Bowl. De lo que se trataba, muy al contrario, era de estar lo más despierto posible a la experiencia del momento presente en un entorno deliberadamente simplificado, un entorno muy difícil de organizar para que los participantes tuvieran la oportunidad de dejar de lado toda información externa que no estuviera directamente relacionada y pudiese interferir, como suele ocurrir de manera inconsciente, en la corriente de la experiencia.

Debo decir incidentalmente que el relato que estoy presentando puede transmitir la impresión equivocada de que, independientemente de que me enterase o no del resultado, mi mente estaba interesada en el resultado de la Super Bowl. Pero aunque el pensamiento apareciese alguna que otra vez en forma de idea y perdurase durante un rato, no tardaba en disolverse. En cualquiera de los casos, son necesarias muchas ideas y palabras para reconstruir retrospectivamente lo sucedido.

Al cabo de un tiempo pude contemplar las cosas desde una perspectiva más amplia. A pesar de la pasión de los espectadores, de la destreza y del virtuosismo que ocasionalmente despliegan los jugadores y de los sentimientos positivos que el triunfo de su equipo movilizaba en la ciudad, me di cuenta del extraordinario montaje en que se apoyaba todo el acontecimiento, los millones de dólares malgastados por la liga y los equipos, los millones de dólares invertidos en publicidad, el enorme despliegue publicitario destinado a promocionar la culminación de la temporada con una extravagancia desproporcionadamente calificada como «Super Bowl», toda la alharaca que suele acompañarle y los sueldos astronómicos de los jugadores, por no decir nada de que se trataba de un acontecimiento que se repetía año tras año. Así que, por más que el partido desate el entusiasmo y la depresión de unos cuantos seguidores del equipo ganador y perdedor, respectivamente, el auténtico triunfador es, año tras año, el mundo de los medios de comunicación.

Así fue como ese año –el único, desde hacía varios decenios, en los que me había interesado por el béisbol porque, de niño, había jugado en la hierba del Little Red Lighthouse, bajo el puente de George Washington y también me gustaba el juego y ver la Super Bowl– me descubrí, en medio de un retiro, dando un paso atrás y adentrándome en una riqueza que siempre tenemos ante nosotros, tan cercana como la respiración, como cualquier respiración, tenga o no lugar en el seno de un retiro.

También debo decir incidentalmente que un año y medio antes había asistido, durante las elecciones presidenciales del año 2000, a un retiro de una semana. La mañana posterior al día de la elección se nos advirtió de la posibilidad de enterarnos de quién era el nuevo presidente, levantando un pedazo de papel blanco que cubría el tablero de anuncios, para que solo pudiesen leerlo los realmente interesados. Los demás podrían enterarse al concluir el retiro. El retiro duró hasta mediados de diciembre y el mensaje que, día tras día, hallábamos bajo la hoja de papel era siempre el mismo: «Todavía no lo sabemos». ¡Imaginen lo confundidos que estaban –y sin saber por qué– los meditadores interesados en conocer el resultado! Un ejemplo perfecto de una verdad configurándose como si de una ficción se tratara.

Finalmente me enteré de quién había ganado la Super Bowl. Fue el equipo de Nueva Inglaterra en un partido fantástico. Cuando estaban empatados a diecisiete (los Patriots habían llevado la delantera en un momento dado con un marcador de 17-3), Brady dirigió a su equipo campo arriba en los últimos ochenta y un segundos de juego hacia la posición final de gol y Adam Vinatieri, el chutador de los Patriots, consiguió que el marcador acabara con el resultado de 20-17 en los últimos segundos. Poco tiempo después, Bledsoe fue fichado por el equipo de Buffalo y dejó de ser un Patriot, en un nuevo ejemplo de la ley de transitoriedad aplicada al entorno laboral, como si Bledsoe no tuviera el menor apego por el equipo de Nueva Inglaterra..., aunque, en este caso, sí parecía tenerlo. ¿Qué podían hacer entonces los seguidores de Boston aparte de renunciar a su identificación con él?

Durante el retiro, sin embargo, no había podido ver el partido y me descubrí preguntándome si de verdad quería verlo, aunque una parte de mí respondía afirmativamente, cuando mis esfuerzos ya se habían orientado en otra dirección, y me enfrentaba a nuevos retos y comprensiones que me llevaron a darme cuenta de que, independientemente de quién hubiera ganado, el juego al que estábamos jugando en el retiro, el juego de estar presentes en la vida misma, dejaba muy en segundo lugar cualquier competición, por más extraordinaria que fuese.

Cuando un mes más tarde leí los periódicos que me habían guardado mis hijos, me sentí exaltado por la suerte del equipo de Nueva Inglaterra y también me di cuenta de lo vacío y artificial que resultaba todo ello. Para algunas personas se trató, en el momento en que ocurrió, de un acontecimiento extraordinario, pero, pasado ese momento, el hecho se convirtió en una anotación más en el libro de récords que solo perduró en el recuerdo de los hinchas más fanáticos y en las camisetas que se fabricaron para celebrar la ocasión. Vino y se fue. Apareció y acabó desapareciendo. De hecho, estaba despojado de toda realidad duradera. Y también fue divertido. Eso fue todo, nada más ni nada menos.

Posdata: dos años más tarde, los Patriots de Tom Brady ganaron de nuevo la Super Bowl contra los Panthers de Carolina y, también en esta ocasión, lo hicieron en los últimos segundos con un gol de Vinatieri. Esta vez yo estaba conduciendo un retiro de mindfulness dirigido a los jefes del departamento clínico de la Facultad de Medicina de Duke que comenzaba esa misma tarde. Pero en esa ocasión se trataba de Carolina del Norte y «tuvimos» que ver el partido. Así fue como, a modo de práctica, lo integramos en el retiro tratando de contemplar el partido con atención, dándonos cuenta de los efectos que tenía en nosotros y de lo que nosotros aportábamos, sobre todo en lo que respectaba a la identificación con el resultado. Desafortunadamente, no tuve el valor suficiente para sugerir ver el partido quitándole el sonido, para poder advertir así mejor nuestros propios comentarios internos.

Bien podríamos decir que el mindfulness es, en realidad, el único juego al que las personas normales quieren jugar, ya sea que vean o no la Super Bowl, e independientemente de que les guste o no el deporte y de que sean o no deportistas. El simple hecho de jugar al mindfulness ya supone ganar porque, en ese mismo instante, estamos vivos... y lo sabemos.

Segunda posdata: quince años después, en 2018, Tom Brady sigue jugando, a sus cuarenta años y habiendo ganado cuatro Super Bowls. Es considerado uno de los mejores pasadores de la historia, si no el mejor, aunque los Patriots, para la gran decepción de los aficionados de Nueva Inglaterra, perdieron inconcebiblemente la Super Bowl en 2017 ante los advenedizos Philadelphia Eagles.

Ahora sabemos exactamente algunos de los costes ocultos del juego, negados durante décadas por la Liga Nacional de Fútbol (NFL). Me refiero a la encefalopatía traumática crónica (ETC), los efectos de las conmociones cerebrales experimentadas por muchos jugadores de la NFL y el sufrimiento, la pérdida y el dolor incesante con el que ellos y sus familias deben vivir como consecuencia. El famoso defensa de los Patriot, Junior Seau se suicidó a los cuarenta y tres años. El también jugador de los Patriot Aarón Hernández fue declarado culpable de asesinato y se suicidó en prisión a la edad de veintisiete años. Se descubrió que su cerebro estaba gravemente dañado por la ETC, igual que muchos otros jugadores de la liga profesional. Sin embargo, en 2017, el presidente de Estados Unidos se quejó de que el juego no era lo suficientemente violento y de que los castigos por golpes en la cabeza estaban «echando a perder el juego». También condenó a los jugadores que no se pusieron de pie cuando se interpretaba el himno nacional, llamando «hijos de puta» a quienes protestaron de ese modo. Un jugador dijo: «Supongo que ahora todos somos hijos de puta».

En 2016, Colin Kaepernick, antiguo pasador de los San Francisco 49ers, empezó a arrodillarse durante la interpretación del himno nacional, en solidaridad con las víctimas de la brutalidad policial y los asesinatos en la comunidad afroamericana. Fue algo que luego hicieron equipos enteros durante un período, en 2017, a raíz de las declaraciones de Trump, y muchos jugadores importantes de la NBA (Asociación Nacional de Baloncesto) también hicieron enérgicas declaraciones políticas solidarizándose con los atletas que desean una mayor justicia social para las personas negras. Kaepernick donó un millón de dólares, en 2016, para apoyar a los grupos que trabajan en las comunidades oprimidas de los barrios más desfavorecidos y también patrocina un campamento anual, destinado a los jóvenes negros, para darles a conocer «sus derechos» y «crear conciencia sobre la educación superior y el empoderamiento personal, así como instrucciones para interactuar adecuadamente con las fuerzas del orden en distintos contextos».

Por lo tanto, no es de extrañar que el universo del fútbol americano siga reflejando la sociedad que lo originó. El que un equipo gane cada año la Super Bowl no es nada en comparación con lo que realmente está ocurriendo, ya sea que nos guste el juego o no. ¿Cómo podemos mantener eso en la conciencia? ¿Cómo podemos ser conscientes de que el hecho de ser seguidores de este deporte puede tener un lado oscuro?*

* Robert Wright, en *Why Buddhism Is True*. Nueva York: Simon & Schuster, 2017, págs. 181-185), trata brillantemente este comportamiento de las personas que siguen eventos deportivos y su relación con el tribalismo, la biología evolutiva, la política y el vacío inherente a la existencia (véase en Libro I de esta serie el capítulo «La vacuidad»).

La arrogancia y la complacencia

El hecho de que podamos controlar las cosas durante unos instantes nos lleva a contarnos interminables historias sobre el modo en que se supone que funcionan. Suponemos que los aviones aterrizan y parten a la hora prevista y que nuestro vuelo no se verá cancelado porque así lo hemos programado o por tal o cual otra razón (pero ¿nos damos cuenta del desatino y del egocentrismo que todo ello entraña?). Suponemos que podemos confiar en las personas y en que harán lo que dicen, especialmente cuando tienen que ver con nosotros. Suponemos, en fin, que nuestras inversiones aumentarán de valor, que los niños están a salvo y que si hacemos ejercicio con regularidad y nos alimentamos bien la salud de nuestro cuerpo estará garantizada.

Cuando las cosas suceden tal como las hemos previsto, acabamos convenciéndonos de que todo depende de nosotros. Por ello, cuando funcionan de manera diferente –cosa que, más pronto o más tarde, lo queramos o no, acaba sucediendo–, nos decepcionamos, nos enfadamos o nos deprimimos, olvidando que solo «creíamos» que eran de otra manera. Nuestra vida discurre por cauces que casi nunca esperamos, planificamos ni deseamos. Pero por más que las cosas casi nunca se encuentren bajo nuestro control absoluto, nosotros seguimos creyendo que deberían desarrollarse de determinado modo, que no nos merecemos esa humillación o esa pérdida, que no deberíamos ser tratados de tal o cual modo, que el mundo debería ser así o asá y que los terremotos no deberían existir. Y cuanto más elevado sea nuestro estatus dentro de la sociedad, dentro de una determinada organización o incluso dentro de la sociedad que vive en el interior de nuestra cabeza (recordemos el dicho «Era una leyenda en su propia mente»), mayor es nuestra sensación de invulnerabilidad. Sin embargo, esa es una visión arrogante que ignora la ley de la transitoriedad, soslaya la existencia de la incertidumbre y se resiste a reconocer que nada perdura indefinidamente. Solo si tenemos en cuenta estas cuestiones podremos compensar con facilidad nuestra arrogancia natural y aprenderemos a vivir de un modo más acorde al gran Dharma, el Tao o la realidad, especialmente frente a las adversidades, *dukkha* y la angustia.

Si contemplamos las cosas con más detenimiento, nos daremos cuenta de que, sean cuales sean los aspectos concretos –que son siempre los más difíciles de asumir porque, hablando en términos generales, todos sabemos que las cosas discurren por cauces muy ajenos a nuestras fantasías y nuestros miedos–, siempre estamos contándonos historias compuestas por imágenes y sentimientos no examinados que acaban sumiéndonos en la inconsciencia cuando más despiertos deberíamos estar. Por ello solemos pasarnos la vida atrapados en la apariencia de las cosas y seducidos por el hechizo del *samsara* o de *maya*, términos sánscritos que se refieren al juego ilusorio del mundo sensorial que no llegamos a percibir y comprender claramente y nos abocan a la ilusión y la desilusión, incluida la creencia en la inmortalidad y la omnipotencia de nuestro «pequeño» yo.

Esto es algo de lo que no cabe la menor duda. Hay veces en que el azar y el esfuerzo parecen constelarse, especialmente en sociedades estables y llenas de oportunidades y leyes bondadosas, como la nuestra, que respetan la vida y la libertad individual, para transmitirnos una sensación de equilibrio, estabilidad y «progreso» en nuestra vida personal o en nuestra vida profesional y, si tenemos suerte, en ambas a la vez.* En los países llamados subdesarrollados, sin embargo, las cosas son bastante más caóticas. Pero por más que en las sociedades desarrolladas, las cosas parezcan atenerse a un plan, al menos durante los períodos que consideramos «pacíficos» la sensación de supuesto control, cuando las cosas se desarrollan de acuerdo con el modo que habíamos previsto, va acompañada también de una sensación de complacencia y de que, de alguna forma, nos lo merecíamos. Sin embargo, ese es un sueño del que, cuando las cosas cambian y se encauzan en una direc-

* Para una perspectiva crítica, bastante convincente, de la democracia ideal y de su realidad, véase N. Chomsky. *Who Rules the World?* Nueva York: Henry Holt, 2016; y Zinn H. *A People's History of the United States*, Nueva York: HarperCollins, 1980, 2003.

ción que no coincide con el escenario previsto –es decir, con el mapa del funcionamiento de las cosas que elaboramos mientras soñamos–, siempre acabamos despertando bruscamente.

Cuando de repente descubrimos que las cosas –ya sea en el ámbito, personal, profesional o social– no discurren como esperábamos, como creíamos o como nos contábamos, experimentamos un brusco y doloroso despertar a la realidad. Entonces nos damos cuenta de que las cosas no siempre –más bien nunca, en realidad– suceden del modo previsto. Así pues, la idea de que las cosas funcionan de un determinado modo no es más que un engaño en el que todos participamos ingenuamente, una farsa de la que no se salvan los individuos, las familias ni los países.

Si nuestra trayectoria en este planeta no se ve prematuramente cercenada, es inevitable que, nos guste o nos desagrade y estemos o no de acuerdo con ello, envejezcamos de un modo que jamás podríamos haber imaginado. De manera lenta pero inexorable, nuestra mente y nuestro cuerpo acaban presos de la enfermedad de Alzheimer o de cualquier otra terrible aflicción. Podemos perder a las personas queridas de un modo atroz y el escenario de nuestra muerte pocas veces coincide con lo que habíamos imaginado. La bolsa baja después de años de subir por razones que se nos escapan, pero de qué otro modo podríamos hacer dinero. Nos escandalizamos al enterarnos de que la codicia empresarial, la llamada ingeniería financiera y la conducta poco ética sean endémicas y de que haya empresas que malgastan anualmente miles de millones de dólares en crear una falsa imagen de impecabilidad e infalibilidad, pero al cabo de un día o de un año acabamos olvidándolo todo.

Y este despertar pone de manifiesto el sonambulismo crónico que nos aqueja. Estamos atrapados en una realidad onírica, emocionalmente identificados con ella, y somos incapaces de trascenderla a causa de nuestra identificación personal con el sueño, sobre todo en el caso de que se trate de un sueño positivo. La necesidad de que las cosas sean como queremos, pensamos o soñamos puede acabar llenando de arrogancia nuestro corazón. En tal caso, el fino velo del orgullo puede teñirlo todo con la creencia de que las cosas siempre deberían funcionar tal como las planificamos. Pero tarde o temprano llega un momento de revelación en el que las cosas cambian y, en palabras de Shunryu Suzuki, comprendemos que «no siempre es así». Entonces nos damos cuenta de que nuestro apego a la certeza nos había cegado y de que la costumbre de que las cosas funcionen «bien» acaba sumiéndonos en la ilusión. En cualquiera de los casos, sin embargo, no tardamos en advertir que «nuestro camino» no es necesariamente el que creíamos.

Sin embargo, el verdadero reto, después de haber despertado de un modo u otro, consiste en no volvernos a dormir y sumirnos en el resentimiento, la culpa y la pesadilla que suelen acompañar a ese sueño. No olvidemos que el hábito de dormir, el hechizo del *samsara*, es muy fuerte y que, para compensarlo, es necesario un auténtico compromiso con el despertar.

La culpa también está, en este sentido, completamente fuera de lugar. Es inevitable que nos quedemos atrapados en nuestros propios sueños, sobre todo cuando toda la sociedad conspira para mostrarnos tan solo uno de sus rostros, al tiempo que nos oculta todos los demás. Pero también podemos despertar de esos sueños y cobrar conciencia de algo más grande y más verdadero y, en consecuencia y en última instancia, más curativo, aunque también, obviamente, más doloroso. Si queremos despertar, deberemos renunciar a nuestra identificación y cobrar conciencia de una visión más atenta, más verdadera y más despierta, pero también más real y, en consecuencia, más liberadora. Necesitamos encontrar un lugar en el que podamos residir y desde el que podamos enfrentarnos al mundo de un modo más adecuado y despojado de ilusiones –lo que, cuando nos adentramos en estos ámbitos tan sutiles, puede resultar casi imposible– o siendo, al menos, más conscientes de ellas en el mismo momento en que aparezcan.

Ese algo mayor, esa visión mayor, debería incluir el reconocimiento fundamental del crecimiento de la angustia humana cuando todo parece orientarse hacia una autosatisfacción que se opone al bienestar de los demás.

Ese algo mayor también incluye el reconocimiento de que las cosas que queremos que se mantengan y a las que más nos aferramos inevitablemente cambian, y que cuanto más nos esforzamos en cambiarlas, más parecen resistirse al cambio. No deberíamos olvidar, por último, que las «leyes» que rigen esos eventos son fundamentalmente impersonales y dependen de causas y condiciones que suelen verse motivadas por la codicia, el odio, la ignorancia, la ilusión y la confabulación inconsciente individual y colectiva. Y ello incluye el reconocimiento de que esas causas y condiciones siempre cambiantes movilizan cambios de estado reactivos, al tiempo que oscurecen nuestra verdadera naturaleza, una naturaleza mayor y más básica que cualquiera de los sueños en que habitualmente nos hallamos sumidos y perdidos.

No conviene, pues, que nos volvamos a dormir si conseguimos, de algún modo, despertar. Pero si no ejercitamos ningún tipo de práctica atencional, es muy difícil no volver a quedarnos atrapados en otro hermoso sueño. La práctica del mindfulness nos proporciona, en este sentido, una auténtica oportunidad para cobrar conciencia de nuestra miopía y de lo que debemos hacer para corregirla. Solo así podremos oler el aroma de las rosas sin soslayar el olor de nuestra arrogancia. Solo entonces podremos volver de nuevo a nuestros sentidos y descansar en las cosas tal como son. Solo entonces podemos confiar en la presencia de nuestra mente y de nuestro corazón, cuando la mente y el corazón no necesitan decir nada y permanecen abiertos y disponibles. Solo entonces podremos actuar amorosamente, sin miedo y sin expectativas, conscientes de la realidad tal como es.

*

... sabes que el brote está oculto en la semilla.
Todos estamos luchando y nadie llega muy lejos.
Renuncia a la arrogancia y mira en tu interior.

El cielo azul se ensancha cada vez más,
la sensación cotidiana de fracaso desaparece,
el daño que me he hecho a mí mismo se desvanece
y la luz de un millón de soles resplandece
cuando me asiento firmemente en este mundo.

KABIR

La muerte

La transitoriedad es un tema tan intrínseco a nuestra exploración que no estaría de más que revisásemos de nuevo la fugacidad de la vida. Nuestro cuerpo, condensación concreta de protoplasma vital –el mayor y más complejo conglomerado de materia y energía del universo–, aparece y acaba desvaneciéndose y, con su desaparición, desaparecen también las particularidades y la expresión personal de cada vida individual. Lo único que perdura son las fotografías, los vídeos caseros, lo que hayamos subido a Facebook o YouTube, los recuerdos, los pequeños triunfos y gestos, las historias que quienes todavía están vivos relatan o recuerdan en silencio sobre quién era o no era tal o cual persona, y también los momentos perdidos, es decir, lo que pudo haber ocurrido, pero no ocurrió, y lo que pudo haber sido, pero no fue.

Pero la vida misma, es decir, la red interconectada viva y palpitante de la que forman parte todos los organismos, perdura. En un sentido muy real, el cuerpo no es más que el modo en que los genes se transmiten en combinaciones que garantizan su supervivencia en circunstancias muy diversas. Nosotros *creemos* ser sus poseedores, pero lo cierto es que nuestros genes tienen vida propia, y aunque la nuestra sea una vida relativamente breve, la suya es inconmensurablemente más larga, hasta el punto de que bien podríamos decir que, desde cierta perspectiva –a la que Richard Dawkins califica con mordacidad como «el gen egoísta»–, los organismos no son más que un subproducto de las correrías de los genes por este mundo. ¡Se les ocurre acaso mayor vacuidad que esa!

Tinieblas, tinieblas y más tinieblas.
Todos se sumergen en las tinieblas,
en los vacíos espacios interestelares,
en el vacío del vacío.
Capitanes, mercaderes, banqueros, eminentes hombres de letras,
generosos mecenas de las artes,
funcionarios ilustres, estadistas, gobernadores,
magnates de la industria
y pequeños contratistas,
todos se sumergen en las tinieblas...

Y nosotros con ellos...

T.S. Eliot, «East Coker», *Cuatro cuartetos*

Todos mis maestros están ahora muertos.
Todos menos el silencio.

W.S. Merwin

Los eminentes científicos de la generación que contribuyó a forjar la biología molecular cuando yo era estudiante, aunque siguieron trabajando hasta los setenta u ochenta años, se encuentran hoy en día jubilados, a punto de retirarse o muertos. Su legado perdura, pero de un modo cada vez más anónimo. El conocimiento que tan arduamente acumularon a lo largo de su vida sirve a generaciones de nuevos científicos y a la ciencia misma y constituye el trampolín mismo de las investigaciones que en la actualidad están llevándose a cabo. Mis maestros se maravillarían de la velocidad a la que emergen los nuevos descubrimientos y del nivel de automatización alcanzado en el ámbito de la manipulación genética logrado hoy en los laboratorios de todo el mundo. Y es muy probable que, ante los problemas éticos generados por la posibilidad de crear vida –una posibilidad muy distante en el pasado y actualmente solo al alcance de mentes muy precoces, aunque también, por otra parte, moral y emocionalmente subdesarrolladas, cuando no abiertamente infantiles, ignorantes e incluso peligrosas para sus congéneres–, su única respuesta fuese la de tragar saliva y encogerse de hombros.

Ante la perspectiva de expandir la duración de la vida humana y de la inmortalidad, abierta por el aislamiento y la manipulación de los llamados genes de la senectud, esos fragmentos de ADN que parecen determinar la longevidad de las especies, he visto a científicos salivando metafóricamente hasta el punto de que hay quienes, ante esa posibilidad, consideran al envejecimiento como una enfermedad que podrá llegar a curarse.

Todos hemos anhelado, en ciertos momentos, la inmortalidad, es decir, la expectativa de vivir para siempre. Pero ¿vivir de qué forma? ¿Hasta qué edad? ¿Y a qué costo para nosotros mismos, para los demás y para el planeta? Nunca antes habíamos tenido la necesidad de enfrentarnos a esta perspectiva y nuestro historial parece sugerir que, desde una perspectiva biológica, no nos hallamos bien equipados para ello. Pero también es muy probable que, si no queremos sufrir colectivamente consecuencias de dimensiones prometeicas, nos veamos obligados a adentrarnos en las profundidades de nuestra mente.

Algunos biólogos han conseguido recientemente el premio Nobel por haber dilucidado el mecanismo de la aptosis –es decir, de la muerte celular programada–, porque, por más que lo ignoremos, la muerte está, de hecho, genéticamente programada. Para que el organismo global crezca y se desarrolle, por ejemplo, muchas de las células sanas del cuerpo deben morir. Y esta muerte celular selectiva comienza ya en el útero, en el momento en que nuestras extremidades y sistemas orgánicos están desarrollándose, y prosigue a lo largo de toda nuestra vida. De hecho, es absolutamente necesario para la vida que muchas de nuestras células mueran y que sepan cuándo deben hacerlo.

La inmortalidad es, desde una perspectiva estrictamente celular, una especie de cáncer. Las células cancerosas ignoran que la necesidad de crecer y dividirse se halla al servicio de una totalidad mayor, preservada y modulada bajo un control relativamente flexible. Todas las células de nuestro cuerpo, de hecho, tanto las de la piel como las que recubren el estómago, los intestinos y las que configuran los músculos, las neuronas, los glóbulos rojos y los huesos, viven durante un tiempo para acabar muriendo y viéndose remplazadas por otras nuevas.

En nosotros coexisten, pues, el advenimiento al mundo de la forma y la desaparición del mundo de la forma. Sin desaparición no puede haber advenimiento ni tampoco devenir. Quizás lo que nuestras células estén tratando de decirnos es que la muerte no es tan negativa como creemos y que no debemos, por tanto, temerla tanto. Quizás el conocimiento de la inevitabilidad de la muerte y la ignorancia simultánea del momento en que tendrá lugar constituya un acicate para despertar, mientras todavía podamos, y vivir de un modo más completo, apasionado, sabio, amoroso y positivo.

Cada día morimos un poco, del mismo modo que cada día nacemos un poco. Morimos a cada exhalación, para renacer a la siguiente inspiración. Estamos muriendo desde el momento mismo de nuestro nacimiento, una muerte que nos despoja de lo viejo y deja suficiente espacio para lo nuevo. Por ello, cuando somos conscientes y sintonizamos con esta perspectiva, podemos seguir creciendo y desarrollándonos sobre lo que ya somos y dándonos cuenta de ello, y sabiendo también, desde la perspectiva mayor de la totalidad, que jamás llegaremos a nada mejor que esto, porque la totalidad ya se halla totalmente presente. Recordemos las siguientes líneas de Kabir:

Amigo, espera al huésped mientras estés vivo;
salta a la experiencia mientras estés vivo;

piensa... y piensa... mientras estés vivo,
porque lo que llamas «salvación» pertenece a un tiempo
[anterior a la muerte.

¿Crees acaso, que si no rompes, mientras estás vivo,
las cadenas que te atan
lo harán los espíritus cuando hayas muerto?
La idea de que cuando tu cuerpo se pudra,
tu alma se fundirá con el éxtasis
no es más que una fantasía.
Entonces solo encontrarás lo que ahora descubras,
y si ahora no descubres nada,
acabarás simplemente morando en la ciudad de la muerte.
Haz hoy el amor con lo divino
y en la próxima vida tendrás el rostro del deseo satisfecho...

KABIR

Y de Albert Einstein:

Con su partida de este extraño mundo, se halla ahora un poco por delante de mí. Esto es algo muy importante. Para los que nos consideramos físicos, la separación entre pasado, presente y futuro no es más que una ilusión, aunque ciertamente se trata de una ilusión muy tenaz.

ALBERT EINSTEIN
al enterarse de la muerte de su amigo
Michele Besso

Morir antes de morir (I)

Cuando escribí mi tesis doctoral, quise transmitir una idea de la lucha existencial por la que estaba atravesando y de lo liberadores que pueden ser la meditación y el yoga. Por ello incluí, a modo de presentación, después de la página del título, la siguiente frase críptica, que ya he olvidado, por cierto, de dónde saqué: «Si mueres antes de morir, cuando mueras no morirás».

El panel de profesores ante el que tuve que leer mi tesis estaba compuesto por seis hombres y una mujer muy creativos, todos ellos de entre cincuenta y sesenta años. Eran auténticas lumbreras del campo de la biología molecular pertenecientes, en su mayoría, a la prestigiosa National Academy of Sciences, y el director de mi tesis, Salvador Luria, había recibido, en colaboración con el físico Max Delbrück, el Premio Nobel de Medicina y Fisiología en 1969 por su imaginativa demostración estadística, realizada varias décadas atrás, de la naturaleza espontánea y azarosa de las mutaciones bacterianas. El estudiante más célebre de Luria fue Jim Watson, codescubridor con Francis Crick de la estructura de doble hélice del ADN, quien recibió el Premio Nobel por ese importante descubrimiento siete años antes de que se le concediese a Luria.*

Lo que más me sorprendió fue que, durante la primera parte de la presentación de mi tesis, mis examinadores no centraron tanto la atención en el contenido y en la investigación experimental en que se sustentaba como en el significado del aforismo con el que la encabecé. Algunos de los presentes empezaron entonces a formularme preguntas al respecto con la expectativa, quizás, de que tuviera la ocasión de soltarme antes de enfrascarme en la defensa de la tesis, pero una cuestión llevó a otra y lo cierto es que todas sus preguntas parecían expresar una curiosidad genuina. Estaba claro que querían saber lo que significaba y por qué la había incluido en mi tesis. Así fue como expliqué que, en mi opinión, la expresión «morir *antes* de morir» se refería a la muerte de la identificación con una visión estrecha de la vida que gira en torno al ego centrado en sí mismo, el ego constructor de historias y de las lentes dudosamente exactas a través de la cuales lo contemplamos todo dentro del contexto de nuestros hábitos más preciados, que, por más que nos resistamos a admitirlo, nos atri-

* Aunque parte del trasfondo de esta historia es que los datos cristalográficos de los rayos X que Watson y Crick utilizaron en su descubrimiento fueron obtenidos de Rosalind Franklin, una colega que murió de cáncer a la edad de treinta y siete años, pero a quien no se le atribuyó hasta mucho después de su muerte el haber suministrado los datos críticos para el descubrimiento de la estructura de doble hélice. Si hubiera vivido más tiempo, lo más probable es que hubiera ganado el Premio Nobel de Química junto con su estudiante y colaborador Aron Klug, que sí recibió ese reconocimiento en 1982.

buyen el desproporcionado papel de centro indiscutible del universo.

Por ello morir antes de morir significa despertar a una realidad que trasciende la visión estrecha propia del ego y de sus preocupaciones, una realidad que solo es reconocible a través de nuestras limitadas ideas y opiniones y de nuestras preferencias y aversiones condicionadas, sobre todo de aquellas que asumimos de manera inconsciente. Significa tornarse consciente, pero no en el sentido del conocimiento intelectual, sino en el de *sentir y recordar* directamente la naturaleza fugaz y esencialmente impersonal de la vida y de nuestras relaciones. Dentro de tal marco de referencia, podemos elegir, de manera bastante deliberada, vivir fuera de la rutina automática en la que suelen sumirnos las ambiciones y los miedos mezquinos que nos impiden advertir (aun como biólogos) la belleza y el misterio de la vida y contemplar más creativamente (aun como científicos) la naturaleza profunda de las cosas, más allá de las apariencias e historias superficiales que, al respecto, solemos contarnos.

La verdad es que no puedo recordar literalmente lo que dije, pero en esencia mis comentarios fueron más o menos los siguientes.

Lo cierto, proseguí, es que, si llevamos una vida despierta mientras estamos vivos y observamos la energía empleada por el ego para construirse de continuo sin dejarnos atrapar por él, nos daremos cuenta de que esa omnipresente referencia es un constructo impreciso y vacío y que, estrictamente hablando, no hay yo alguno que muera. Lo único que muere cuando morimos antes de morir es el concepto de un «yo» especial, concreto y aislado. Quien comprende esto, comprende también la inexistencia (excepto como pensamiento mental) de la muerte y advierte que tampoco hay nadie que muera. Ese es, precisamente, el motivo por el cual el Buda se refirió a la liberación como «la Inmortalidad».

Estoy seguro de que, a mis veintisiete años, respondí a su interrogatorio con una gran sinceridad, pero también, retrospectivamente considerado, con una seriedad y una confianza en mí mismo que coqueteaba, cuando no caía de lleno, en la arrogancia. Dadas las circunstancias, corrí el peligro de identificarme con la visión que tan decididamente acababa de exponer. De algún modo, la experiencia me había llevado a descubrir algo que trascendía las fronteras de la realidad consensual y que, por tanto, se hallaba más allá (o, al menos, así lo pensaba) del objetivo que ese día nos había congregado. Y, del mismo modo, la experiencia con la meditación y el yoga había desarrollado en mí una pasión por las posibilidades reveladas por esas disciplinas, sin darme cuenta de que se trata también de un dominio que trasciende las fronteras de la ciencia. En cualquiera de los casos, la meditación y el yoga se hallan mucho más allá del ámbito de la biología molecular y del tema de mi tesis.

Quizás esperaba que la explicación del significado de esa cita de apertura me sugiriese algo que pudieran entender mis mentores. Quizás ese fue uno de los motivos inconscientes que me llevaron a incluir ese aforismo en el encabezamiento de mi tesis, aunque también era muy consciente de que atravesar ese pasaje de mi formación implicaba una suerte de muerte y resurrección. Estaba ahí para recordarme (¿no le parece al lector un término muy interesante?) todos los esfuerzos y tribulaciones que había debido realizar para concluir ese trabajo y para recordarme también la necesidad de no aferrarme y de morir a él.

Lo cierto es que se trataba de un debate filosófico bastante inusual dentro del contexto de la lectura de una tesis doctoral del departamento de biología del MIT. Mis interlocutores estaban interesados y querían hablar de lo que más les había sorprendido, ya que, por lo que sabía –y lo sabía muy bien–, eran básicamente racionalistas. Yo lo atribuí al hecho de que tenían una edad en la que ya habían realizado su principal contribución al mundo de la ciencia y estaban cobrando una mayor conciencia de su envejecimiento y, por ello mismo, de su mortalidad. De algún modo, esta misteriosa frase poética sobre morir antes de morir y el hecho de que sirviese de introducción a un trabajo realizado por un alumno que todos conocían muy bien despertó su interés y quizás también sus egos. Supongo que ya habrían decidido que la tesis merecía el aprobado, de modo que podían estar algo más relajados de lo normal y prestar atención a algo ajeno al tema que ese día les había congregado. También supongo que era por ese motivo que la única mujer en la sala, la profesora Annamaria Torriani-Gorini, parecía más entretenida de lo habitual.

No me cabe la menor duda, aunque no recuerdo el contenido concreto de nuestra conversación, de que debió darse en un clima de amabilidad y tolerancia. Y aunque escuchasen con cierto escepticismo algunas de mis respuestas, sus preguntas evidenciaban un auténtico interés por el tema de morir antes de morir. Finalmente acabamos adentrándonos en la lectura de la tesis.

Eso ocurrió en 1971. Hoy, más de treinta años después, Salva Luria ha muerto y yo soy mayor que cualquiera de los entonces presentes. La relación que mantenía con Salva era afectuosa y profunda, pero estaba teñida de una cualidad semejante a la que un padre severo mantiene con su hijo rebelde, marcada por su perplejidad y desaprobación por el rumbo que estaba tomando mi vida. Lo cierto es que en muchas ocasiones yo le sacaba –por razones ciertamente muy comprensibles– de sus casillas. Años más tarde, sin embargo, se prestó generosamente a leer el manuscrito de *Vivir con plenitud las crisis* (en respuesta a una crítica que le solicité y me aconsejó el modo de mejorarlo) y finalmente, después de haber sido diagnosticado de cáncer, me pidió que le enseñara a meditar. Con ese objetivo nos reunimos unas cuantas veces en su casa (ya que en esa época vivíamos a unas pocas manzanas) el mismo año en que falleció, pero, por lo que recuerdo, no era algo que le entusiasmase ni tampoco le resultaba intuitivamente muy comprensible. Así fue como, en mi camino de regreso desde el trabajo, me detenía de vez en cuando en su casa para ver cómo estaba y entre nosotros acabó entablándose una relación marcada por la ternura.

Tardé treinta años en darme cuenta de que, en la época de la lectura de mi tesis, mi comprensión, aun estando asentada en la práctica y en la experiencia, era fundamentalmente conceptual. Es cierto que se trataba de conceptos muy interesantes, positivos y útiles que me ayudaron a enfrentarme y soportar los desgarros existenciales que, en esa época, tuve que experimentar, pero no por ello dejaban de ser meros conceptos. Con el paso del tiempo, esa muerte antes de morir demostró ser más exigente de lo que entonces creía y mucho más profunda también que cualquier otra cosa que anteriormente hubiera experimentado.

¿Pueden creerse que en este sentido las cosas siguen más o menos igual? Y es que cuanto más se aproxima uno al horizonte, más claro resulta que este siempre está retrocediendo. El horizonte no es un lugar al que pueda llegarse. Siempre parece haber algún aspecto que se aferra tenazmente a su propia historia del «yo», del «mí» o de «lo mío». No hay ninguna práctica meditativa ni visión «espiritual» que nos garantice la inmunidad al apego o, lo que es lo mismo, a la ilusión. Con mucha frecuencia, uno cambia simplemente de hábitos y pasa a identificarse con otro tipo de conceptos y de fantasías. En este sentido, las comunidades espirituales comportan un riesgo muy concreto, la creencia del ego satisfecho de que su práctica es la mejor, de que su visión es la más sabia, de que su tradición y sus maestros son los mejores, etc. Esa es una trampa en la que solemos caer con mucha facilidad y de la que también resulta muy difícil escapar.

El reto, desde mi perspectiva actual, consiste en advertir la emergencia de cualquier historia de ese tipo, por más sutil que esta sea, y reconocerla, sea cual sea nuestra práctica concreta, como lo que es, es decir, como una simple construcción de la mente. Y ello independientemente de que consigamos eludir esa trampa o de que nos quedemos atrapados en ella. En el mismo instante en que descansamos en la conciencia, la muerte ya ha sucedido y el conocimiento de tal momento trasciende las palabras y los conceptos, por más significativos y valiosos que estos puedan ser. A partir de ese momento, las palabras y los conceptos se tornan poderosos, porque uno sabe cuándo debe usarlos y cuándo, por el contrario, abandonarlos.

*

Si no has experimentado la muerte
y, de ese modo, crecido,
no serás más que un triste huésped
en la tierra oscura.

GOETHE,
«El anhelo sagrado»

Morir antes de morir (II)

En la época en que leí mi tesis llevaba unos cinco años practicando meditación zen, de la que, curiosamente, escuché hablar por vez primera en 1966, también en el MIT. Recuerdo que, un día en el que me encontraba particularmente mal debido, en parte, a lo que se me antojaba la guerra cínica y obscena en la que nos hallábamos inmersos en Vietnam, acerté a leer, mientras caminaba por uno de los interminables pasillos pintados de dos tonalidades de verde del MIT, un folleto colgado de uno de los muchos tablones de anuncios titulado «Los tres pilares del zen».

El folleto anunciaba una conferencia de Philip Kapleau, que había sido uno de los periodistas enviados al juicio de Núremberg y luego había pasado varios años en Japón practicando zen. Kapleau había sido invitado por Huston Smith, que a la sazón era profesor de filosofía y religión en el MIT. Yo no tenía la menor idea del zen ni de quiénes eran Kapleau y Huston Smith, pero por alguna razón acudí a la charla, que tuvo lugar a última hora de la tarde.

Lo que más me sorprendió fue la escasa asistencia, puesto que, de una comunidad académica que albergaba a miles de estudiantes, solo acudieron cinco o seis personas. Lo único que recuerdo de lo que dijo Kapleau es su comentario incidental del frío que pasó, ya que, según dijo, el monasterio japonés en el que comenzó a practicar carecía de calefacción central. Pero según parece, por más rigurosas y espartanas que fuesen las condiciones generales, su úlcera de estómago desapareció para siempre. No obstante, esa fue la primera ocasión, independientemente de lo que dijese Kapleau, en que escuché a alguien hablando de forma convincente y con una experiencia de primera mano sobre la meditación y el Dharma. Recuerdo haber tenido la sensación, cuando abandonaba la sala, de que acababa de entrar en contacto con algo muy importante. Así fue como empecé a sentarme por mi cuenta y riesgo. A los pocos días, Kapleau volvió para dirigir un retiro de fin de semana que movilizó mi entusiasmo y contribuyó muy positivamente a profundizar mi práctica. Cuando posteriormente publicó su libro *Los tres pilares del zen*, lo devoré de cabo a rabo y me sirvió de guía para mi práctica de la sentada.

Esa época fue para mí una especie de muerte que se vio acompañada por el descubrimiento de una nueva vida. Jalonó la revelación gradual de una nueva dimensión del impulso que originalmente me había orientado hacia el estudio de la ciencia y la biología, es decir, el impulso a investigar y comprender la naturaleza de la vida y la naturaleza de la realidad, pero no solo en abstracto, sino también en el modo concreto en que se manifestaba en mi vida, en mi mente y en mis propias decisiones vitales. Así fue como asistí, aunque tan interesado como siempre en los descubrimientos realizados por la ciencia, a la lenta agonía del impulso a seguir el camino de la ciencia de laboratorio y a la emergencia de una motivación cada vez más fuerte que me llevaba a entenderme a mí mismo a través de la atención a las múltiples dimensiones de la vida. Entonces fue cuando empecé a considerar la vida como el más interesante de los laboratorios.

Recuerdo que, durante esa época, también me impresionó la historia de Ramana Maharshi, uno de los más grandes sabios de la era moderna que, un buen día, siendo un joven estudiante de diecisiete años que carecía de todo entrenamiento e interés previo en la espiritualidad, se vio desbordado por una gran ansiedad con respecto a la muerte. Entonces decidió no resistirse y entregarse a esa situación preguntándose «¿Qué es lo que muere?». Para ello se acostó, imaginó su propia muerte, dejó de respirar e imitó el *rigor mortis*.

Entonces fue cuando, según dice, experimentó la muerte permanente de su personalidad. Lo único que perduró fue la conciencia misma, a la que llamó Yo (con «y» mayúscula), una expresión que en su vocabulario era sinónimo de la identidad con Brahman, con el Yo universal, con el Espíritu. A partir de entonces empezó a impartir el camino del autoconocimiento, el camino de la meditación sobre «¿Quién soy yo?». Las personas acudían, procedentes de todo el mundo, a su modesta ermita de Tiruvannamalai, ubicada en el sur de la India, para estar en su presencia, que irradiaba, en opinión de los presentes, amor, conciencia y una mente muy afilada, como un espejo, despojada de yo, con la que respondía a todas las preguntas que se le formulaban, por más ingenuas o profundas que pareciesen. Desde entonces, su serena sonrisa me contempla desde una fotografía ubicada frente a mi escritorio.

Siempre, desde ese momento, he asociado la historia de Ramana a la postura del cadáver del yoga. Asumir deliberadamente la postura del cadáver, tendido de espaldas en el suelo, con los pies separados y los brazos a lo largo del cuerpo, pero sin mantener contacto con él, con las palmas de las manos abiertas y dirigidas hacia el techo o hacia el cielo, nos proporciona una excelente oportunidad para practicar la muerte antes de morir. Yaciendo en una inmovilidad que solo se ve alterada por el flujo espontáneo y natural de la respiración, dejamos que el mundo sea y se despliegue tal como lo haría en el caso de que hubiésemos muerto. Abandonados todos los apegos, muertos y sin nada a lo que aferrarnos, vemos, sentimos y sabemos que toda identificación es inútil y reconocemos que nuestros miedos son, en última instancia, irrelevantes. Eso es lo único que sabemos y basta con ello. Es por ese motivo que cualquiera que tenga interés en esta práctica haría bien en preguntarse: «¿Quién muere?», «¿Quién hace yoga?», «¿Quién medita?».

Al morir al pasado, al morir al futuro, al morir al «yo», al morir a «mí» y al morir a «lo mío» sentimos, mientras permanecemos tumbados en la postura del cadáver, la esencia de la mente despojada de toda noción de identidad, de todo concepto y de todo pensamiento. Lo único que en tal caso perdura es esa potencialidad de la que emerge todo pensamiento y toda emoción, la sensación de que el conocimiento siempre está vivo aquí, en la atemporalidad del ahora.

Cada día es un día perfecto para morir de este modo.

¿Estamos dispuestos?

¿A qué esperamos?

Mente no sabe

Había ocasiones en que Soen Sa Nim ejemplificaba muy gráficamente ante nosotros la práctica con el *koan* «¿Qué soy yo?», una variante de «¿Quién soy yo?». Para ello se sentaba, erguido y con expresión inquisitiva. Luego cerraba los ojos y se mantenía en silencio durante unos instantes. Después decía, en voz alta y enérgica: «¿Qué soy yo?» (uniendo todas las sílabas de un modo tal que parecía decir «¿Queeeesoyyyooo?»). Luego permanecía en silencio durante unos instantes y, al cabo de poco y con los ojos todavía cerrados, respondía más enérgicamente todavía: «¡No sé!», que en su curioso inglés sonaba algo así como «¡Nooseee!».

–¿Queeeesoyyyooo?

–¡Nooseee!

Luego se mantenía sentado y en silencio, en lo que llamaba «mente nooseee».

Lo que con ello estaba sugiriéndonos era la necesidad de emprender una práctica interna y que no sería mala idea emprender dicha práctica interna y silenciosa, inicialmente con palabras y luego más allá de ellas. Lo importante es el cuestionamiento, la indagación en el yo y la pasión con la que se formula la pregunta. Y el sentimiento, a fin de cuentas, cuando llegamos a él, después de toda la investigación, después de todo «No es esto, no es esto», se encuentra más allá del pensamiento, más allá de todo nombre y de toda forma, más allá de no saber y descansando en la inmediatez del no conocimiento, en la aceptación y el espacio que se derivan de él.

Soen Sa Nim nos invitaba a permanecer, en todo lo que hiciéramos, en la «mente no sabe». «¡Solo no saber!», rugía, una fórmula que muchos de sus discípulos repetían como loros en respuesta a cualquier cosa que les preguntases; una y otra vez «¡Solo no saber!». Era histérico, era insoportable..., era, en suma, un gran entrenamiento.

Un buen día, Soen Sa Nim fue entrevistado en una emisora de radio de la ciudad de Nueva York. Al finalizar el programa, el anfitrión, Lex Hixon, un conocido erudito y autor budista, comentó: «Muchas gracias por estar con nosotros. Debo decirle que su enseñanza me parece muy interesante y que ha sido una hora fascinante. Pero hay algo que no entiendo y que me ha confundido. ¿Qué es esa mente donut de la que habla? No acabo de entenderlo».

Soen Sa Nim se echó a reír a carcajadas. «¡Eso es! ¡Eso es! ¡La mente donut! ¡La mente donut, la mente sin nada dentro! ¡Nada más que aire!»

De vuelta a casa

Llegará el día en que,
al regresar a casa,
te saludarás con gran alegría,
te abrazarás ante el espejo
y te invitarás a sentarte y a comer.

Entonces volverás a amar al extraño que fuiste.
Dale pan, dale vino y entrega tu corazón
a ese extraño que te amó
toda tu vida y al que has ignorado
por otro que te sabe de memoria.

Recoge las cartas de amor del escritorio,
las fotografías, las notas desesperadas
y arranca tu imagen del espejo.
Siéntate y festeja tu vida.

DEREK WALCOTT,
«Amar después del amor»

A cada instante nos hallamos ante el umbral de la puerta de nuestro yo verdadero y, por ello mismo, también podemos, a cada instante, abrirla. A cada instante podemos volver a amar a ese extraño que fuimos y que, como dice el poema, nos sabe de memoria. Porque, por más que quizás lo hayamos olvidado, nosotros nos sabemos de memoria. Para volver a casa debemos re-cordar, re-membrar y re-apropiarnos de lo que, sin dejar en ningún momento de serlo, llevábamos mucho tiempo ignorando, creyendo erróneamente que a cada nuevo paso estábamos más lejos, cuando lo cierto es que jamás nos hemos alejado un ápice de esta respiración y de este momento. ¿Podemos acaso despertar? ¿Podemos volver a establecer contacto con nuestros sentidos? ¿Podemos ser el conocimiento sin perder, por ello, el contacto con la mente que no sabe y honrar así también el no conocimiento? ¿O acaso creemos que se trata de cosas diferentes?

«Llegará el día», dice el poeta. Así es, ese día llegará. Pero ¿esperaremos a despertar a lo que realmente somos, como dijo Thoreau, cuando estemos postrados en nuestro lecho de muerte o conviene hacerlo ahora mismo, tal como somos ahora y estemos donde estemos?

Pero ese día solo llegará si despertamos y si, trascendiendo las limitaciones de nuestra mente, restablecemos el contacto con los sentidos. Ese día solo llegará si reconocemos las cadenas del condicionamiento automático, especialmente del condicionamiento emocional, y nos despojamos de nuestra imagen en el espejo y de la idea que tenemos de nosotros mismos.

Cuando de verdad percibimos, vemos y escuchamos, nuestras cadenas se diluyen, respectivamente, en la percepción, en la visión y en la audición, momento en el cual recuperamos nuestra belleza original, nos damos alborozados la bienvenida al regresar a casa y volvemos a amar al extraño que fuimos y que jamás hemos dejado de ser. Podemos, claro que podemos. Ese es, precisamente, nuestro anhelo más profundo. ¿Creen acaso que hay algo que merezca más la pena?

¿Qué otra cosa podemos hacer para ser libres?

¿De qué otro modo podremos llegar a ser quienes ya somos?

«Llegará el día...», dice el poeta. Pero ¿cuándo, cuándo, cuándo llegará ese dichoso día? ¡Quizás ese día sea hoy!

Solo... ¡nooooseee!

Quizás ha llegado el momento de practicar, de celebrar nuestra vida –tal como es– justo ahora, y ahora, y ahora...

Agradecimientos

Dado que el origen de estos cuatro volúmenes se remonta a mucho tiempo atrás, son muchas las personas a las que quiero expresar mi gratitud y con las que me hallo en deuda por sus numerosas contribuciones en las distintas etapas de la escritura y publicación de esta serie de libros.

En cuanto al volumen inicial, publicado en 2005, me gustaría dar las gracias a mi hermano del Dharma, Larry Rosenberg, del Cambridge Insight Meditation Center, a Larry Horwitz y a mi suegro, el difunto Howard Zinn, por leer en su día todo el manuscrito y compartir conmigo sus incisivas y creativas ideas. Mi agradecimiento también a Alan Wallace, Arthur Zajonc, Doug Tanner y Richard Davidson y a Will Kabat-Zinn y Myla Kabat-Zinn por leer varias secciones del manuscrito y por brindarme su *feedback* y sus sabios consejos. También estoy muy agradecido a mis editores originales, Bob Miller y Will Schwalbe, ahora ambos en Flatiron Books, por su apoyo y amistad, tanto entonces como ahora.

También deseo expresar mi más profundo y especial aprecio y agradecimiento por la deuda contraída con mi editora de los cuatro nuevos volúmenes, Michelle Howry, editora ejecutiva de Hachette Books, con Lauren Hummel y con todo el equipo de Hachette, quienes han trabajado de manera tan cooperativa y eficaz en este proyecto. Trabajar contigo, Michelle, ha sido un placer absoluto en cada etapa de esta aventura. Valoro mucho tu amable compañerismo, tu esmero y tu gran atención a los detalles, con los que has conseguido hábilmente que todas las piezas de este proyecto lleguen a buen puerto.

Aunque he recibido apoyo, aliento y consejo de muchas personas, por supuesto cualquier imprecisión o deficiencia en el texto es enteramente mía.

Asimismo, deseo expresar mi agradecimiento y respeto permanentes a todos mis colegas docentes, pasados y presentes, en la Clínica de Reducción de Estrés y el Center for Mindfulness (CFM) y, más recientemente, también a los instructores e investigadores que forman parte de la red global de instituciones afiliadas al CFM. Todos ellos han consagrado, literal y metafóricamente, su vida y su pasión a este trabajo. En el momento de la publicación del libro original, quienes ya enseñaban MBSR en la Clínica de Reducción de Estrés durante períodos variables de tiempo, entre los años 1979 y 2005, fueron Saki Santorelli, Melissa Blacker, Florence Meleo-Meyer, Elana Rosenbaum, Ferris Buck Urbanowski, Pamela Erdmann, Fernando de Torrijos, James Carmody, Danielle Levi Alvares, George Mumford, Diana Kamila, Peggy Roggenbuck-Gillespie, Debbie Beck, Zayda Vallejo, Barbara Stone, Trudy Goodman, Meg Chang, Larry Rosenberg, Kasey Carmichael, Franz Moekel, el difunto Ulli Kesper-Grossman, Maddy Klein, Ann Soulet, Joseph Koppel, la difunta Karen Ryder, Anna Klegon, Larry Pelz, Adi Bemak, Paul Galvin y David Spound.

Ahora, en el año 2018, también quiero manifestar mi admiración y gratitud a los instructores actuales en el Center for Mindfulness y sus programas afiliados: Florence Meleo-Meyers, Lynn Koerbel, Elana Rosenbaum, Carolyn West, Bob Stahl, Meg Chang, Zayda Vallejo, Brenda Fingold, Dianne Horgan, Judson Brewer, Margaret Fletcher, Patti Holland, Rebecca Eldridge, Ted Meissner, Anne Twohig, Ana Arrabe, Beth Mulligan, Bonita Jones, Carola García, Gustavo Diex, Beatriz Rodríguez, Melissa Tefft, Janet Solyntjes, Rob Smith, Jacob Piet, Claude Maskens, Charlotte Borch-Jacobsen, Christiane Wolf, Kate Mitcheom, Bob Linscott, Laurence Magro, Jim Colosi, Julie Nason, Lone Overby Fjorback, Dawn MacDonald, Leslie Smith Frank, Ruth Folchman, Colleen Camenisch, Robin Boudette, Eowyn Ahlstrom, Erin Woo, Franco Cuccio, Geneviève Hamelet, Gwenola Herbette y Ruth Whitall. Florence Meleo-Meyer y Lynn Koerbel han sido líderes sobresalientes y han nutrido la red global de instructores de MBSR en el CFM.

Mi más profundo agradecimiento a todos aquellos que, desde un principio, contribuyeron de manera tan decisiva y diversificada a la gestión de la Clínica MBSR y del Center for Mindfulness in Medicine, Health Care, and Society con sus diferentes investigaciones y esfuerzos clínicos: Norma Rosiello, Kathy Brady, Brian Tucker, Anne Skillings, Tim Light, Jean Baril, Leslie Lynch, Carol Lewis, Leigh Emery, Rafaela

Morales, Roberta Lewis, Jen Gigliotti, Sylvia Ciario, Betty Flodin, Diane Spinney, Carol Hester, Carol Mento, Olivia Hobletzell, la difunta Narina Hendry, Marlene Samuelson, Janet Parks, Michael Bratt, Marc Cohen y Ellen Wingard; y, en el presente, basándose en la sólida plataforma desarrollada, a lo largo de diecisiete años, bajo el liderazgo de Saki Santorelli, hago extensivo mi agradecimiento a Judson Brewer, Dianne Horgan, Florence Meleo-Meyer y Lynn Koerbel, con el increíble apoyo de Jean Baril, Jacqueline Clark, Tony Maciag, Ted Meissner, Jessica Novia, Maureen Titus, Beverly Walton, Ashley Gladden, Lynne Littizzio, Nicole Rocijewicz y Jean Welker. También deseo expresar mi más profunda reverencia a Judson Brewer, quien se convirtió, en 2017, en el director fundador de la Sección de Mindfulness en el Departamento de Medicina de la Facultad de Medicina de la Universidad de Massachusetts, la primera sección dedicada al mindfulness en una facultad de medicina en todo el mundo y, en gran medida, un signo de los tiempos y una promesa de las cosas por venir. En cuanto a la faceta de la investigación del CFM en 2018, mi más profundo aprecio por la amplitud y profundidad de su trabajo y contribuciones a Judson Brewer, Remko van Lutterveld, Prasanta Pal, Michael Datko, Andrea Ruf, Susan Druker, Ariel Beccia, Alexandra Roy, Hanif Benoit, Danny Theisen y Carolyn Neal.

Por último, también me gustaría expresar mi gratitud y respeto a las miles de personas en todo el mundo que trabajan o investigan los enfoques basados en el mindfulness en medicina, psiquiatría, psicología, atención sanitaria, educación, leyes y justicia social, así como la curación de los refugiados que han sufrido traumas y, a veces, genocidio (como en Sudán del Sur), el parto y la crianza de los hijos, el entorno laboral, el gobierno, las prisiones y otras facetas de la sociedad, quienes se preocupan por honrar el Dharma en su profundidad y la belleza universal al trabajar de este modo. ¡Sabéis quiénes sois, tanto si os nombro aquí como si no! Y si no sois citados, solo se debe a mis propios fallos y las limitaciones de espacio. Me gustaría honrar explícitamente el trabajo de Paula Andrea Ramírez Diazgranados en Colombia y Sudán del Sur; Hui Qi Tong en Estados Unidos y China; Kevin Fong, Roy Te Chung Chen, Tzungkuen Wen, Helen Ma, Jin Mei Hu y Shih Ming en China, Taiwán y Hong Kong; Heyoung Ahn en Corea; Junko Bickel y Teruro Shiina en Japón; Leena Pennenen en Finlandia; Simon Whitesman y Linda Kantor en Sudáfrica; Claude Maskens, Gwénola Herbette, Edel Max, Caroline Lesire e Ilios Kotsou en Bélgica; Jean-Gérard Bloch, Geneviève Hamelet, Marie-Ange Pratili y Charlotte Borch-Jacobsen en Francia; Katherine Bonus, Trish Magyari, Erica Sibinga, David Kearney, Kurt Hoelting, Carolyn McManus, Mike Brumage, Maureen Strafford, Amy Gross, Rhonda Magee, George Mumford, Carl Fulwiler, Maria Kluge, Mick Krasner, Trish Luck, Bernice Todres, Ron Epstein y Tim Ryan en Estados Unidos; Paul Grossman, Maria Kluge, Sylvia Wiesman-Fiscalini, Linda Hehrhaupt y Petra Meibert en Alemania; Joke Hellemans, Johan Tinge y Anna Speckens en Holanda; Beatrice Heller y Regula Saner en Suiza; Rebecca Crane, Willem Kuyken, John Teasdale, Mark Williams, Chris Cullen, Richard Burnett, Jamie Bristow, Trish Bartley, Stewart Mercer, Chris Ruane, Richard Layard, Guiaume Hung y Ahn Nguyen en el Reino Unido; Zindel Segal y Norm Farb en Canadá; Gabor Fasekas en Hungría; Macchi de la Vega en Argentina; Johan Bergstad, Anita Olsson, Angeli Holmstedt; Ola Schenström, Camilla Sköld en Suecia; Andries Kroese en Noruega; Jakob Piet y Lone Overby Fjorback en Dinamarca; y Franco Cuccio en Italia. Ojalá su trabajo siga llegando a aquellos que más lo necesitan, conmoviendo, clarificando y nutriendo lo que es más profundo y mejor en cada uno de nosotros, y contribuyendo así, de manera pequeña y grande, a la sanación y transformación a la que la humanidad tan profundamente anhela y aspira.

Lecturas recomendadas

Meditación mindfulness

Amero, B. *Small Boat, Great Mountain: Theravadan Reflections on the Great Natural Perfection*. Redwood Valley, California: Abhayagiri Monastic Foundation, 2003.

Analayo, B. *Early Buddhist Meditation Studies*. Barre (Massachusetts): Barre Center for Buddhist Studies, 2017.

—. *Mindfully Facing Disease and Death: Compassionate Advice from Early Buddhist Texts*. Cambridge (Reino Unido): Windhorse, 2016.

—. *Satipatthana: The Direct Path to Realization*. Cambridge (Reino Unido): Windhorse, 2008.

Armstrong, G. *Emptiness: A Practical Guide for Meditators I*. Somerville, Massachusetts: Wisdom, 2017.

Beck, C. *Nothing Special: Living Zen*. HarperCollins: San Francisco, 1993. [Versión en castellano: *La vida tal como es: enseñanzas zen*. Madrid: Gaia Ediciones, 2008.]

Buswell, R.B., Jr. *Tracing Back the Radiance: Chinul's Korean Way of Zen*. Honolulu: University of Hawaii Press, 1991.

Goldstein, J. *One Dharma: The Emerging Western Buddhism*. San Francisco: Harper, 2002. [Versión en castellano: *Un único Dharma*. Barcelona: Liebre de Marzo, 2005.]

Goldstein, J., y Kornfield, J. *Seeking the Heart of Wisdom: The Path of Insight Meditation*. Boston: Shambhala, 1987. [Versión en castellano: *Vipassana: el camino de la meditación interior.* Barcelona: Editorial Kairós, 1996.]

Gunaratana, H. *Mindfulness in Plain English*. Boston: Wisdom, 1996. [Versión en castellano: *El libro del mindfulness*. Barcelona: Editorial Kairós, 2012.]

Hanh, T.N. *The Heart of the Buddha's Teachings*. Nueva York: Broadway, 1998. [Versión en castellano: *El corazón de las enseñanzas de Buda*. Barcelona: Oniro, 2005.]

—. *How to Love*. Berkeley: Parallax Press, 2014. [Versión en castellano: *Cómo amar.* Barcelona: Editorial Kairós, 2016.]

—. *How to Sit*. Berkeley: Parallax Press, 2014. [Versión en castellano: *Cómo sentarse*. Barcelona, Editorial Kairós, 2016.]

—. *The Miracle of Mindfulness*. Beacon: Boston, 1976. [Versión en castellano: *Cómo lograr el milagro de vivir despierto*. Barcelona: Cedel, 1995.]

Kapleau, P. *The Three Pillars of Zen: Teaching, Practice, and Enlightenment*. Nueva York: Random House, 1965, 2000. [Versión en castellano: *Los tres pilares del zen: Enseñanza, práctica, iluminación*. Madrid: Gaia Ediciones, 2006.]

Krishnamurti, J. *This Light in Oneself: True Meditation*. Boston: Shambhala, 1999. [Versión en castellano: *Esa luz en uno mismo*. Madrid: Edaf, 2000.]

Levine, S. *A Gradual Awakening*. Garden City, Nueva York: Anchor/Doubleday, 1979. [Versión en castellano: *Un despertar gradual*. Madrid: Los Libros del Comienzo, 1997.]

Rinpoche, Mingyur. *Joyful Wisdom*. Nueva York: Harmony Books, 2010. [Versión en castellano: *La dicha de la sabiduría*. Madrid: Rigden Institut Gestalt, 2012.]

Ricard, M. *Happiness*. Nueva York: Little Brown, 2007. [Versión en castellano: *En defensa de la felicidad*. Barcelona: Ediciones Urano, 2005.]

—. *Why Meditate?*: Nueva York: Hay House, 2010. [Versión en castellano: *El arte de meditar.* Barcelona: Ediciones Urano, 2009.]

Rosenberg, L. *Breath by Breath: The Liberating Practice of Insight Meditation*. Boston: Shambhala, 1998. [Versión en castellano: *Aliento tras aliento: la práctica liberadora de la meditación vipassana*. San Sebastián: Imagina, 2005.]

—. *Living in the Light of Death: On the Art of Being Truly Alive*. Boston: Shambhala, 2000.

—. *Three Steps to Awakening: A Practice for Bringing Mindfulness to Life*. Boston: Shambhala, 2013. [Versión en castellano: *Tres pasos para el despertar: la práctica del mindfulness en la vida cotidiana.* Barcelona: Editorial Kairós, 2015.]

Salzberg, S. *Lovingkindness*. Boston: Shambhala, 1995. [Versión en castellano: *Amor incondicional*. Madrid: Edaf, 1997.]

Santorelli, S. *Heal Thy Self: Lessons on Mindfulness in Medicine*. Nueva York: Bell Tower, 1999. [Versión en castellano: *Sánate tú mismo: Mindfulness en medicina*. Barcelona: Editorial Kairós, 2017.]

Soeng, M. *The Heart of the Universe: Exploring the Heart Sutra*. Somerville, Massachusetts: Wisdom, 2010.

—. *Trust in Mind: The Rebellion of Chinese Zen*. Somerville, Massachusetts: Wisdom, 2004.

Sheng-Yen, C. *Hoofprints of the Ox: Principles of the Chan Buddhist Path*. Nueva York: Oxford University Press, 2001.

Sumedho, A. *The Mind and the Way: Buddhist Reflections on Life*. Boston: Wisdom, 1995. [Versión en castellano: *Reflexiones en el camino de la meditación*. Novelda, Alicante: Ediciones Dharma, 1998.]

Suzuki, S. *Zen Mind, Beginner's Mind.* Nueva York: Weatherhill, 1970. [Versión en castellano: *Mente zen, mente de principiante.* Buenos Aires: Estaciones, 1987.]

Thera N. *The Heart of Buddhist Meditation.* Nueva York: Weiser, 1962. [Versión en castellano: *El corazón de la meditación budista.* Barcelona: Cedel, 1992.]

Treleaven, D. *Trauma-Sensitive Mindfulness: Practices for Safe and Transformative Healing.* Nueva York: W.W. Norton, 2018.

Urgyen, T. *Rainbow Painting.* Boudhanath, Nepal: Rangjung Yeshe, 1995. [Versión en castellano: *Pintar arcoíris.* Novelda, Alicante: Ediciones Dharma, 2009.]

MBSR

Brandsma, R. *The Mindfulness Teaching Guide: Essential Skills and Competencies for Teaching Mindfulness-Based Interventions.* Oakland, California: New Harbinger, 2017. [Versión en castellano: *Guía para la enseñanza del mindfulness.* Bilbao: Desclée de Brouwer, 2018.]

Kabat-Zinn, J. *Full Catastrophe Living: Using the Wisdom of Your Body and Mind to Face Stress, Pain, and Illness* (edición revisada y actualizada). Nueva York: Random House, 2013. [Versión en castellano: *Vivir con plenitud las crisis. Cómo utilizar la sabiduría del cuerpo y la mente para afrontar el estrés, el dolor y la enfermedad.* Barcelona: Editorial Kairós, 2017.]

Lehrhaupt, L., y Meibert, P. *Mindfulness-Based Stress Reduction: The MBSR Program for Enhancing Health and Vitality.* Novato, California: New World Library, 2017. [Versión en castellano: *MBSR: El programa de Reducción del Estrés Basado en el Mindfulness.* Barcelona: Editorial Kairós, 2018.]

Mulligan, B.A. *The Dharma of Modern Mindfulness: Discovering the Buddhist Teachings at the Heart of Mindfulness-Based Stress Reduction*. Oakland, California: New Harbinger, 2017.

Rosenbaum, E. *The Heart of Mindfulness-Based Stress Reduction: An MBSR Guide for Clinicians and Clients*. Eau Claire, Wisconsin: Pesi Publishing, 2017.

Santorelli, S. *Heal Thy Self: Lessons on Mindfulness in Medicine*. Nueva York: Bell Tower, 1999. [Versión en castellano: *Sánate tú mismo: Mindfulness en medicina*. Barcelona: Editorial Kairós, 2017.]

Stahl, B., y Goldstein, E. *A Mindfulness-Based Stress Reduction Workbook*. Oakland, California: New Harbinger, 2010. [Versión en castellano: *El manual del mindfulness: Prácticas diarias del programa de reducción del estrés basado en el mindfulness*. Barcelona: Editorial Kairós, 2016.]

—., Meleo-Meyer, F. y Koerbel, L. *A Mindfulness-Based Stress Reduction Workbook for Anxiety*. Oakland, California: New Harbinger, 2014.

Aplicaciones del mindfulness y otros libros de meditación

Baer, R.A. (ed.) *Mindfulness-Based Treatment Approaches: Clinician's Guide to Evidence Base and Applications*. Waltham, Massachusetts: Academic Press, 2014. [Versión en castellano: *Técnicas de tratamiento basadas en mindfulness: guía clínica de la base de evidencias y aplicaciones*. Bilbao: Editorial Desclée de Brouwer, 2015.]

Bennett-Goleman, T. *Emotional Alchemy: How the Mind Can Heal the Heart*. Nueva York: Harmony, 2001. [Versión en castellano: *Alquimia emocional*. Madrid: Punto de Lectura, 2002.]

Bögels, S., y Restifo, K. *Mindful Parenting: A Guide for Mental Health Practitioners*. Nueva York: Springer, 2014.

Brantley, J. *Calming Your Anxious Mind: How Mindfulness and Compassion Can Free You from Anxiety, Fear, and Panic*. Oakland, California: New Harbinger, 2003. [Versión en castellano: *Calmar la ansiedad.* Barcelona: Ediciones Oniro, 2010.]

Crane, R. *Mindfulness-Based Cognitive Therapy*. Nueva York: Routledge, 2017.

Epstein, M. *Thoughts Without a Thinker*. Nueva York: Basic Books, 1995. [Versión en castellano: *Pensamiento sin pensador.* Madrid: Gaia Ediciones, 2011.]

Ergas, O. *Reconstructing «Education» Through Mindful Attention: Positioning the Mind at the Center of Curriculum and Pedagogy*. Londres: Palgrave Macmillan, 2017.

Gazzaley, A., y Rosen, L.D. *The Distracted Mind: Ancient Brains in a HighTech World.* Cambridge, Massachusetts: MIT Press, 2016.

Germer, C.K., y Siegel, R.D. (eds.) *Wisdom and Compassion in Psychotherapy: Deepening Mindfulness in Clinical Practice*. Nueva York: Guilford, 2012.

—., Siegel, R.D., y Fulton, P.R. (eds.) *Mindfulness and Psychotherapy*. Nueva York: Guilford, 2005. [Versión en castellano: *Mindfulness y psicoterapia.* Bilbao: Editorial Desclée de Brouwer, 2015.]

Goleman, D. *Destructive Emotions: How We Can Heal Them*. Nueva York: Bantam, 2003. [Versión en castellano: *Emociones destructivas: Cómo entenderlas y superarlas*. Barcelona: Editorial Kairós, 2003.]

Hasenkamp, W. *The Monastery and the Microscope: Conversations with the Dalai Lama on Mind, Mindfulness, and the Nature of Reality*. New Haven: Yale, 2017.

Himmelstein, S., y Stephen, S. *Mindfulness-Based Substance Abuse Treatment for Adolescents: A 12 Session Curriculum*. Nueva York: Routledge, 2016.

Kabat-Zinn, J. *Mindfulness for Beginners: Reclaiming the Present Moment—and Your Life*. Boulder, CO: Sounds True, 2012. [Versión en castellano: *Mindfulness para principiantes*. Barcelona: Editorial Kairós, 2013.]

—. *Wherever You Go, There You Are: Mindfulness Meditation in Everyday Life*, Hachette, 1994, 2005. [Versión en castellano: *Mindfulness en la vida cotidiana: Donde quiera que vayas, ahí estás*. Barcelona: Editorial Paidós Ibérica, 2009.]

—., y Davidson, R.J. *The Mind's Own Physician: A Scientific Dialogue with the Dalai Lama on the Healing Power of Meditation*. Oakland, California: New Harbinger, 2011. [Versión en castellano: *El poder curativo de la meditación.* Barcelona: Editorial Kairós, 2013.]

Kabat-Zinn, M. y Kabat-Zinn, J. *Everyday Blessings: The Inner Work of Mindful Parenting*. Nueva York: Hachette, 1997 (revision de 2014). [Versión en castellano: *Padres conscientes, hijos felices*. Madrid: Editorial Faro, 2012.]

King, R. *Mindful of Race: Transforming Racism from the Inside Out*. Boulder: Sounds True, 2018.

Martins, C. *Mindfulness-Based Interventions for Older Adults: Evidence for Practice*. Filadelfia, Pensilvania: Jessica Langley, 2014.

Mason-John, V., y Groves, P. *Eight-Step Recovery: Using the Buddha's Teachings to Overcome Addiction*. Cambridge, UK: Windhorse, 2018.

McBee, L. *Mindfulness-Based Elder Care: A CAM Model for Frail Elders and Their Caregivers*. Nueva York: Springer, 2008.

McManus, C.A. *Group Wellness Programs for Chronic Pain and Disease Management*. San Luis, Misuri: Butterworth-Heinemann 2003.

Miller, L.D. *Effortless Mindfulness: Genuine Mental Health Through Awakened Presence*. Nueva York: Routledge, 2014.

Pollak, S.M., Pedulla, T., y Siegel, R.D. *Sitting Together: Essential Skills for Mindfulness-Based Psychotherapy*. Nueva York: Guilford, 2014.

Rossy, L. *The Mindfulness-Based Eating Solution: Proven Strategies to End Overeating, Satisfy Your Hunger, and Savor Your Life*. Oakland, California: New Harbinger, 2016.

Segal, Z.V., Williams, J.M.G., y Teasdale, J.D. *Mindfulness-Based Cognitive Therapy for Depression: A New Approach to Preventing Relapse*, Guilford, Nueva York, 2002. [Versión en castellano: *Terapia cognitiva de la depresión basada en la conciencia plena.* Bilbao: Editorial Desclée de Brouwer, 2006.]

Silverton, S. *The Mindfulness Breakthrough: The Revolutionary Approach to Dealing with Stress, Anxiety, and Depression*, Londres: Watkins, 2012.

Smalley, S.L., y Winston, D. *Fully Present: The Science, Art, and Practice of Mindfulness*. Filadelfia, Pensilvania: DaCapo, 2010. [Versión en castellano: *Conciencia plena.* Barcelona: Ediciones Obelisco, 2012.]

Tolle, E. *The Power of Now.* Novato, California: New World Library, 1999. [Versión en castellano: *El poder del ahora.* Madrid: Gaia, 2002.]

Vo, D.X. *The Mindful Teen: Powerful Skills to Help You Handle Stress One Moment at a Time*. Oakland, California: New Harbinger, 2015.

Wallace, B.A. *Tibetan Buddhism from the Ground Up*. Somerville, Massachusetts: Wisdom, 1993.

Williams, J.M.G., Teasdale, J.D., Segal, Z.V., y Kabat-Zinn, J. *The Mindful Way Through Depression: Freeing Yourself from Chronic Unhappiness*. Nueva York: Guilford, 2007. [Versión en castellano: *Vencer la depresión.* Barcelona: Ediciones Paidós Ibérica, 2010.]

Williams, M., Fennell, M., Barnhofeer, T., Crane, R., y Silverton, S. *Mindfulness and the Transformation of Despair: Working with People at Risk of Suicide*. Nueva York: Guilford, 2015.

Williams, M., y Kabat-Zinn, J. (eds.) *Mindfulness: Diverse Perspectives on Its Meaning, Origins, and Applications*. Abingdon, UK: Routledge, 2013.

Wright, R. *Why Buddhism Is True: The Science and Philosophy of Meditation and Enlightnment*. Nueva York: Simon & Schuster, 2018. [Versión en castellano: *Por qué el budismo es verdad*. Madrid: Gaia Ediciones, 2018.]

Yang, L. *Awakening Together: The Spiritual Practice of Inclusivity and Community*. Somerville, Massachusetts: Wisdom, 2017.

Otras aplicaciones del mindfulness

Bardacke, N. *Mindful Birthing: Training the Mind, Body, and Heart for Childbirth and Beyond*. Nueva York: HarperCollins, 2012.

Bartley, T. *Mindfulness-Based Cognitive Therapy for Cancer*. West Sussex, UK: Wiley-Blackwell, 2012. [Versión en castellano: *Terapia cognitiva basada en el mindfulness para el cáncer: Guía práctica*. Bilbao: Editorial Desclée de Brower, 2013.]

—. *Mindfulness: A Kindly Approach to Cancer*. West Sussex, Reino Unido: Wiley-Blackwell, 2016.

Bays, J.C. *Mindful Eating: A Guide to Rediscovering a Healthy and Joyful Relationship with Food*. Boston: Shambhala, 2009, 2017. [Versión en castellano: *Comer atentos: guía para redescubrir una relación sana con los alimentos*. Barcelona: Editorial Kairós, 2018.]

—. *Mindfulness on the Go: Simple Meditation Practices You Can Do Anywhere*. Boston: Shambhala, 2014.

Biegel, G. *The Stress-Reduction Workbook for Teens: Mindfulness Skills to Help You Deal with Stress*. Oakland, California: New Harbinger, 2017.

Brown, K.W., Creswell, J.D., y Ryan, R.M. (eds.) *Handbook of Mindfulness: Theory, Research, and Practice*. Nueva York: Guilford, 2015.

Carlson, L., y Speca, *M. Mindfulness-Based Cancer Recovery: A Step-by-Step MBSR Approach to Help You Cope with Treatment and Reclaim our Life*. Oakland, California: New Harbinger, 2010.

Cullen, M., y Pons, G.B. *The Mindfulness-Based Emotional Balance Workbook: An Eight-Week Program for Improved Emotion Regulation and Resilience*. Oakland, California: New Harbinger, 2015.

Germer, C. *The Mindful Path to Self-Compassion*. Nueva York: Guilford, 2009. [Versión en castellano: *El poder del mindfulness: libérate de los pensamientos y las emociones autodestructivas.* Barcelona: Ediciones Paidós Ibérica, 2011.]

Greenland, S.K. *The Mindful Child*. Nueva York: Free Press, 2010. [Versión en castellano: *El niño atento*. Bilbao: Editorial Desclée de Brower, 2013.]

—. *Mindful Games: Sharing Mindfulness and Meditation with Children, Teens, and Families*. Boulder, Colorado: Shambhala, 2016. [Versión en castellano: *Juegos mindfulness: mindfulness y meditación para niños, adolescentes y toda la familia.* Madrid: Gaia Ediciones, 2017.]

Gunaratana, B.H. *Mindfulness in Plain English*. Somerville, Massachusetts: Wisdom, 2002. [Versión en castellano: *El libro del mindfulness*. Barcelona: Editorial Kairós, 2012.]

Jennings, P. *Mindfulness for Teachers: Simple Skills for Peace and Productivity in the Classroom*. Nueva York: W.W. Norton, 2015.

McCown, D., Reibel, D., y Micozzi, M.S. (eds.) *Resources for Teaching Mindfulness: An International Handbook*. Nueva York: Springer, 2016.

—. *Teaching Mindfulness: A Practical Guide for Clinicians and Educators*. Nueva York: Springer, 2010.

Mumford, G. *The Mindful Athlete: Secrets to Pure Performance*. Berkeley: Parallax Press, 2015.

Penman, D. *The Art of Breathing*. Newburyport, Massachusetts: Conari, 2018. [Versión en castellano: *El arte de respirar: el secreto mejor guardado del mindfulness*. Barcelona: Ediciones Paidós Ibérica, 2017.]

Rechtschaffen, D. *The Mindful Education Workbook: Lessons for Teaching Mindfulness to Students*. Nueva York: W.W. Norton, 2016.

—. *The Way of Mindful Education: Cultivating Wellbeing in Teachers and Students*. Nueva York: W.W. Norton, 2014. [Versión en castellano: *Educación mindfulness: el cultivo de la consciencia y la atención para profesores y alumnos*. Madrid: Gaia Ediciones, 2017.]

Rosenbaum, E. *Being Well (Even When You're Sick): Mindfulness Practices for People with Cancer and Other Serious Illnesses*. Boston: Shambhala, 2012.

—. *Here for Now: Living Well with Cancer Through Mindfulness*. Hardwick, Massachusetts: Satya House, 2005.

Williams, A.K., Owens, R., y Syedullah, J. *Radical Dharma: Talking Race, Love, and Liberation*. Berkeley: North Atlantic Books, 2016.

Williams, M., y Penman, D. *Mindfulness: An Eight-Week Plan for Finding Peace in a Frantic World*. Nueva York: Rodale Books, 2012. [Versión en castellano: *Mindfulness: guía práctica para encontrar la paz en un mundo frenético*. Barcelona: Ediciones Paidós Ibérica, 2013.]

Yoga y estiramientos

Boccio, F.J. *Mindfulness Yoga*. Boston: Wisdom, 2004.

Christensen, A., y Rankin, D. *Easy Does It Yoga: Yoga for Older People*. Nueva York: Harper & Row, 1979.

Iyengar, B.K.S. *Light on Yoga* (edición revisada). Nueva York: Schocken, 1977. [Versión en castellano: *Luz sobre el yoga.* Barcelona: Editorial Kairós, 2005.]

Kraftsow, G. *Yoga for Wellness*. Nueva York: Penguin/Arkana, 1999.

Meyers, E. *Yoga and You.* Toronto: Random House Canadá, 1996.

Curación

Doidge, N. *The Brain's Way of Healing: Remarkable Discoveries and Recoveries from the Frontiers of Neuroplasticity*. Nueva York: Penguin Random House, 2016.

Goleman, D. *Healing Emotions: Conversations with the Dalai Lama on Mindfulness, Emotions, and Health*. Boston: Shambhala, 1997. [Versión en castellano: *La salud emocional: conversaciones con el Dalai Lama sobre la salud, las emociones y la mente.* Barcelona: Editorial Kairós, 1997.]

Halpern, S. *The Etiquette of Illness: What to Say When You Can't Find the Words*. Nueva York: Bloomsbury, 2004.

Lazare, A. *On Apology*. Nueva York: Oxford, 2004.

Lerner, M. *Choices in Healing: Integrating the Best of Conventional and Complementary Approaches to Cancer*. Cambridge, Massachusetts: MIT Press, 1994.

Meili, T. *I Am the Central Park Jogger*. Nueva York: Scribner, 2003.

Moyers, B. *Healing and the Mind.* Nueva York: Doubleday, 1993. [Versión en castellano: *La curación y la mente.* Buenos Aires: Emecé Editores, 1995.]

Ornish, D. *Love and Survival: The Scientific Basis for the Healing Power of Intimacy*. Nueva York: HaperCollins, 1998. [Versión en castellano: *Amar y sobrevivir.* Buenos Aires: Javier Vergara, 1999.]

Remen, R. *Kitchen Table Wisdom: Stories that Heal*, Riverhead, Nueva York, 1997. [Versión en castellano: *Sabiduría de sobremesa.* Bogotá, Colombia: Norma Ediciones, 1997.]

Simmons, P. *Learning to Fall: The Blessings of an Imperfect Life*. Nueva York: Bantam, 2002. [Versión en castellano: *Aprendiendo a caer: Elogio de una vida imperfecta*. Barcelona: Editorial Martínez Roca, 2002.]

Tarrant, J. *The Light Inside the Dark: Zen, Soul, and the Spiritual Life*. Nueva York: Harper-Collins, 1998.

Tenzin Gyatso (Dalai Lama XIV). *The Compassionate Life*. Boston: Wisdom, 2003. [Versión en castellano: *Con el corazón abierto: la compasión como clave para la felicidad.* Barcelona: Editorial Grijalbo, 2003.]

Van der Kolk, B. *The Body Keeps the Score: Brain, Mind, and Body in the Healing of Trauma*. Nueva York: Penguin Random House, 2014. [Versión en castellano: *Cerebro y mindfulness: La reflexión y la atención plena para cultivar el bienestar*. Barcelona: Ediciones Paidós Ibérica, 2010.]

Poesía

Bly, R. *The Soul Is Here for Its Own Joy*. Hopewell, Nueva Jersey: Ecco, 1995.

Eliot. T.S. *Four Quartets*. Nueva York: Harcourt Brace, 1943, 1977. [Versión en castellano: *Cuatro cuartetos.* Barcelona: Altaya, 1996.]

Lao-Tzu. *Tao Te Ching* (traducido por Stephen Mitchell). Nueva York: HarperCollins, 1988. [Versión en castellano de esta edición: *Tao te ching*. Barcelona: RBA Libros, 1996.]

Oliver, M. *New and Selected Poems*. Boston: Beacon, 1992.

Tanahashi, K. y Levitt, P. *The Complete Cold Mountain: Poems of the Legendary Hermit*. Boulder, Colorado: Shambhala, 2018.

Whyte, D. *The Heart Aroused: Poetry and the Preservation of the Soul in Corporate America*. Nueva York: Doubleday, 1994.

Otros libros de interés, algunos de ellos citados en el texto

Abram, D. *The Spell of the Sensuous*. Nueva York: Vintage, 1996. [Versión en castellano: *La magia de los sentidos.* Barcelona: Editorial Kairós, 2000.]

Ackerman, D. *A Natural History of the Senses*. Nueva York: Vintage, 1990. [Versión en castellano: *Una historia natural de los sentidos.* Barcelona: Anagrama, 1992.]

Bohm, D. *Wholeness and the Implicate Order.* Londres: Routledge and Kegan Paul, 1980. [Versión en castellano: *La totalidad y el orden implicado.* Barcelona: Editorial Kairós, 1988.]

Bryson, B. *A Short History of Nearly Everything*. Nueva York: Broadway, 2003. [Versión en castellano: *Una breve historia de casi todo.* Barcelona: RBA Libros, 2004.]

Glassman, B. *Bearing Witness: A Zen Master's Lessons in Making Peace*. Nueva York: Bell Tower, 1998.

Greene, B. *The Elegant Universe*. Nueva York: Norton, 1999. [Versión en castellano: *El universo elegante*. Barcelona: Crítica, 2005.]

Harari, Y.N. *Sapiens: A Brief History of Humankind.* Nueva York: HarperCollins, 2015. [Versión en castellano: *Sapiens. De animales a dioses: Una breve historia de la humanidad.* Barcelona: Editorial Debate, 2014.]

Hillman, J. *The Soul's Code: In Search of Character and Calling*. Nueva York: Random House, 1996. [Versión en castellano: *El código del alma.* Barcelona: Martínez Roca, 1998.]

Karr-Morse, R., y Wiley, M.S. *Ghosts from the Nursery: Tracing the Roots of Violence*. Nueva York: Atlantic Monthly Press, 1997.

Katie, B., y Mitchell, S. *A Mind at Home with Itself*. Nueva York: HarperCollins, 2017. [Versión en castellano: *Una mente en paz consigo misma*. Barcelona: Ediciones Urano, 2018.]

Kazanjian, V.H., y Laurence, P.L. (eds.) *Education as Transformation*. Nueva York: Peter Lang, 2000.

Kurzweil, R. *The Age of Spiritual Machines*. Nueva York: Viking, 1999. [Versión en castellano: *La era de las máquinas espirituales*. Barcelona: Editorial Planeta, 1999.]

Loori, J.D. *The Zen of Creativity*. Nueva York: Ballantine, 2004.

Luke, H. *Old Age: Journey into Simplicity*. Nueva York: Parabola, 1987.

Montague, A. *Touching: The Human Significance of the Skin*. Nueva York: Harper & Row, 1978. [Versión en castellano: *El sentido del tacto. Comunicación humana a través de la piel*. Madrid: Aguilar, 1976.]

Palmer, P. *The Courage to Teach: Exploring the Inner Landscape of a Teachers Life*. San Francisco: Jossey-Bass, 1998.

Pinker, S. *The Better Angles of Our Nature: Why Violence Has Declined*. Nueva York: Penguin Random House, 2012. [Versión en castellano: *Los ángeles que llevamos dentro*. Barcelona: Ediciones Paidós Ibérica, 2012.]

—. *Enlightenment Now: The Case for Reason, Science, Humanism, and Progress*. Nueva York: Viking, 2018. [Versión en castellano: *En defensa de la Ilustración: por la razón, la ciencia, el humanismo y el progreso*. Barcelona: Ediciones Paidós Ibérica, 2018.]

—. *How the Mind Works*, Norton, Nueva York, 1997. [Versión en castellano: *Cómo funciona la mente*. Barcelona: Destino, 2001.]

Ravel, J.F., y Ricard, M. *The Monk and the Philosopher: A Father and Son Discuss the Meaning of Life*. Nueva York: Schocken, 1998. [Versión en castellano: *El monje y el filósofo*. Barcelona: Urano, 1998.]

Ricard, M. *Altruism: The Power of Compassion to Change Yourself and the World*. Nueva York: Little Brown, 2013. [Versión en castellano: *En defensa del altruismo: el poder de la bondad.* Barcelona: Ediciones Urano: 2016.]

Sachs, J.D. *The Price of Civilization: Reawakening American Virtue and Prosperity*. Nueva York: Random House, 2011. [Versión en castellano: *El precio de la civilización.* Barcelona: Galaxia Gutenberg, 2012.]

Sacks, O. *The Man Who Mistook His Wife for a Hat*. Nueva York: Touchstone, 1970. [Versión en castellano: *El hombre que confundió a su mujer con un sombrero.* Barcelona: Muchnik, 1987.]

—. *The River of Consciousness*. Nueva York: Knopf, 2017. [Versión en castellano: *El río de la conciencia.* Barcelona: Editorial Anagrama, 2019.]

Sapolsky, R. *Behave: The Biology of Humans at Our Best and Worst*. Nueva York: Penguin Random House, 2017. [Versión en castellano: *Compórtate*. Madrid: Capitán Swing Libros, 2019.]

Scarry E. *Dreaming by the Book*. Nueva York: Farrar, Straus & Giroux, 1999.

Schwartz, J.M., y Begley, S. *The Mind and the Brain: Neuroplasticity and the Power of Mental Force*. Nueva York: HarperCollins, 2002.

Singh, S. *Fermat's Enigma*. Nueva York: Anchor, 1997. [Versión en castellano: *El enigma de Fermat*. Barcelona: Editorial Ariel, 2015.]

Tanahashi, K. *The Heart Sutra: A Comprehensive Guide to the Classic of Mahayana Buddhism*. Boulder, Colorado: Shambhala, 2016.

Tegmark, M. *Life 3.0: Being Human in the Age of Artificial Intelligence*. Nueva York: Knopf, 2017. [Versión en castellano: *Vida 3.0*. Barcelona: Taurus, 2018.]

—. *The Mathematical Universe: My Quest for the Ultimate Nature of Reality*. Nueva York: Knopf, 2014. [Versión en castellano: *Nuestro universo matemático*. Barcelona: Antoni Bosch Editor, 2015.]

Varela, F.J. Thompson, E., y Rosch, E. *The Embodied Mind: Cognitive Science and Human Experience*. Cambridge, Massachusetts: MIT Press, 1991. [Versión en castellano: *De cuerpo presente. Las ciencias cognitivas y la experiencia humana.* Barcelona: Gedisa, 1992.]

Sitios web

www.umassmed.edu/cfm (Center for Mindfulness, UMass Medical School).

www.mindandilfe.org (Mind and Life Institute).

www.dharma.org (Centros de retiros y programas de vipassana).

Créditos y permisos

Basho, poema de tres líneas «Old Pond», de *The Enlightened Heart: An Anthology of Sacred Poetry*, editado por Stephen Mitchell (Nueva York: Harper & Row, 1989).

«Even in Kyoto» de *The Essential Haiku. Versions of Basho, Buson, and Issa*, traducido y editado por Robert Hass. *Copyright* © 1994 de Robert Hass. Reimpreso con el permiso de HarperCollins Publishers, Inc.

Sandra Blakeslee, extractos de «Exercising Toward Repair of the Spinal Cord» de *The Sunday New York Times* (22 de septiembre de 2002). *Copyright* © 2002 de The New York Times Company. Reimpreso con su permiso.

Buda, extracto de *The Middle Length Discourses of the Buddha. Copyright* © 1995 de Bikkhu Nanamoi y Bikkhu Bodhi. Reimpreso con el permiso de Wisdom Publications, 199 Elm Street, Somerville, Massachusetts, 02144, Estados Unidos. www.wisdompubs.org.

Chuang Tzu, extracto de «The Empty Boat», de *The Collected Poems of Thomas Merton*. Copyright © 1965 de The Abbey of Gethsemani. Reimpreso con el permiso de New Directions Publishing Corporation.

Juan Ramón Jiménez, «Océanos» y «Yo no soy yo» de *Selected Poems of Lorca and Jimenez*, selección de Robert Bly (Boston: Beacon Press, 1973). *Copyright* © de Robert Bly. Reimpreso con el permiso del traductor.

Kabir, extracto de *The Kabir Book: Forty-Four of the Extatic Poems of Kabir*, versiones de Robert Bly (Boston: Beacon Press, 1977). *Copyright* © 1977 de Robert Bly. Reimpreso con el permiso de Robert Bly.

Lao Tzu, extractos del *Tao Te Ching*. *Copyright* © 1988 de Stephen Mitchell. Reimpreso con el permiso de HarperCollins Publishers, Inc.

Antonio Machado, extracto de «The Wind one Brilliant Day», de *Times Alone: Selected Poems of Antonio Machado* (Middletown, Connecticut: Wesleyan University Press, 1983). *Copyright* © 1983 de Robert Bly. Reimpreso con el permiso del traductor.

Naomi Shihab Nye, «Kindness» de *Words Under the Words: Selected Poems* (Portland, Oregón: Eighth Mountain Press, 1995). *Copyright* © 1995 de Naomi Shihab Nye. Reimpreso con el permiso de la autora.

Mary Oliver, «The Summer Day» de *New and Selected Poems*. *Copyright* © 1992 de Mary Oliver. Reimpreso con el permiso de Beacon Press, Boston. «Lingering in Happiness» de *Why I Wake Eearly*. *Copyright* © 2004 de Mary Oliver. Reimpreso con el permiso de Beacon Press, Boston. «The Journey» de *Dream Work*. *Copyright* © 1986 de Mary Oliver. Reimpreso con el permiso de Grove/Atlantic, Inc.

Matt Richtel, extractos de «The Lure of Data: Is It Addictive?» de *The New York Times* (6 de julio de 2003). *Copyright* © 2003 de The New York Times Company. Reimpreso con su permiso.

Rainer Maria Rilke, «My Life is not this Steeply Sloping Hour» de *Selected Poems of Rainer Maria Rilke* (Nueva York: Harper, 1981). *Copyright* © 1981 de Robert Bly. Reimpreso con el permiso del traductor.

Jelaluddin Rumi, extracto de [«Outside, the freezing desert night./ This other night grows warm, kindling...»], de *The Enlightened Heart: An Anthology of Sacred Poetry*, editado por Stephen Mitchell (Nueva York: Harper & Row, 1989). *Copyright* © de Coleman Barks. «The Guest House» y extracto de «No Room for Form» de *The Essential Rumi*, traducido por Coleman Barks y John Moyne. Copyright © 1995 de Coleman Barks. Extracto de [«Today like every other day/We wake up empty and scared...»] (anteriormente inédito). Reimpresos con el permiso de Coleman Barks.

Ryokan, extraído de *One Robe, One Bowl. Copyright* © 1977 de John Stevens. Reimpreso con el permiso de Shambhala Publications, Inc.

Antoine de Saint-Exupéry, extracto de *The Little Prince. Copyright* © de Antoine de Saint-Exupéry. Reimpreso con el permiso de Harcourt, Inc.

Seng-Ts'an, extractos de *Hsin-hsin Ming: Verses on the Faith-Mind*, traducido por Richard B. Clarke. *Copyright* © 1973, 1984 y 2001, de Richard B. Clarke. Reimpreso con el permiso de White Pine Press, Buffalo, Nueva York, www.whitepine.org.

William Stafford, «You Reading This, Be Ready» de *The Way It Is: New and Selected Poems. Copyright* © 1998 de Estate of William Stafford. Reimpreso con el permiso de Graywolf Press, St. Paul, MN. «Being a Person.» *Copyright* © de William Stafford. Reimpreso con el permiso de Kim Stafford.

Tenzin Gyatso, extracto de *The Compassionate Life. Copyright* © 2001 de Tenzin Gyatso. Reimpreso con el permiso de Wisdom Publications, 199 Elm Street, Somerville, Massachusetts 02144, Estados Unidos, www.wisdompubs.org.

Tung-Shan, extracto de [«If you look for the truth outside yourself,/It gets farther and farther away...»], de *The Enlightened Heart: An Anthology of Sacred Poetry*, editado por Stephen Mitchell. *Copyright* © 1989 de Stephen Mitchell. Reimpreso con el permiso de HarperCollins Publishers, Inc.

Derek Walcott, «Love After Love» de *Collected Poems 1948-1984. Copyright* © 1986 de Derek Walcott. Reimpreso con el permiso de Farrar, Straus & Giroux, LLC.

David Whyte, «Sweet Darkness» de *Fire in the Earth. Copyright* © 1992 de David Whyte. Reimpreso con el permiso de Many Rivers Press, Langley, Washington. «Enough» de *Where Many Rivers Meet. Copyright* © 2000 de David Whyte. Reimpreso con el permiso de Many Rivers Press, Langley, Washington. Extractos de *Crossing the Unknown Sea: Work as a Pilgrimage of Identity. Copyright* © 2001 de David Whyte. Reimpreso con el permiso de Riverhead Books, una división of Penguin Group (Estados Unidos) Inc.

William Carlos Williams, extracto de «Asphodel, That Freeny Flower» (Libro I) [«My heart rouses/thinking to bring you news/of something/ that concerns you...»] de *The Collected Poems of William Carlos Williams*, Volumen II 1939-1962, editado por Christopher MacGowan. *Copyright* © 1944 de William Carlos Williams. Reimpreso con el permiso de New Directions Publishing Corporation.

William Butler Yeats, extractos de «Gratitude to the Unknown Instructors», «Sailing to Byzantium» y «Broken Dreams» de *The Poems of W.B. Yeats: A New Edition*, editado por Richard J. Finneran. *Copyright* © 1933 de Macmillan Publishing Company, renovado en 1961 por Georgie Yeats. Reimpreso con el permiso de Simon & Schuster Adult Publishing.

Índice

Prácticas de meditación mindfulness dirigidas por Jon Kabat-Zinn

Disponibles como aplicaciones, descargas o cedés (ver las direcciones web en la página siguiente)

Serie 1

Estas meditaciones guiadas (escáner corporal y meditación sedente) y ejercicios guiados de yoga consciente 1 y 2 constituyen las prácticas fundamentales del MBSR, utilizadas en los programas MBSR en todo el mundo. El libro *Vivir con plenitud las crisis* describe con todo lujo de detalles estas prácticas, de 45 minutos cada una, y el modo de llevarlas a cabo.

Serie 2

Dirigida a las personas interesadas en meditaciones guiadas más breves que puedan ayudarles a desarrollar y/o expandir la práctica de meditación personal basada en el mindfulness. La serie incluye las meditaciones de la montaña y el lago (de 20 minutos cada una) y otros ejercicios en posición yacente, sentado y caminando de 10, 20 y 30 minutos de duración, respectivamente. Esta serie fue diseñada originalmente para acompañar al libro *Mindfulness en la vida cotidiana: donde quiera que vayas, ahí estás.*

Serie 3

Estas meditaciones guiadas han sido diseñadas para acompañar tanto el presente libro como los otros tres volúmenes basados en *La práctica de la atención plena* e incluyen ejercicios de mindfulness de la respiración y las sensaciones corporales (ámbito de la respiración y el cuerpo), de los sonidos (ámbito del sonido), de los pensamientos y emociones (ámbito mental), la práctica de la conciencia sin elección (ámbito del ahora) y la bondad amorosa (ámbito del corazón), así como instrucciones para meditar acostado (postura del cadáver/morir antes de morir), el paseo atento y el cultivo del mindfulness en la vida cotidiana (ámbito de la vida).

Aplicaciones para iPhone y Android: www.mindfulnessapps.com

Descargas digitales: www.betterlisten.com/pages/jonkabatzinnseries123

Series de cedés: www.soundstrue.com/jon-kabat-zinn